ケアと編集

白石正明
Masaaki Shiraishi

Eurus
Notus
Boreas
Zephyrus

岩波新書
2063

目次

章扉イラスト＝武者小路晶子

＊本文で言及される書籍については、医学書院のものは版元名を省略した。

I

いかにして編集の先生に出会ったか

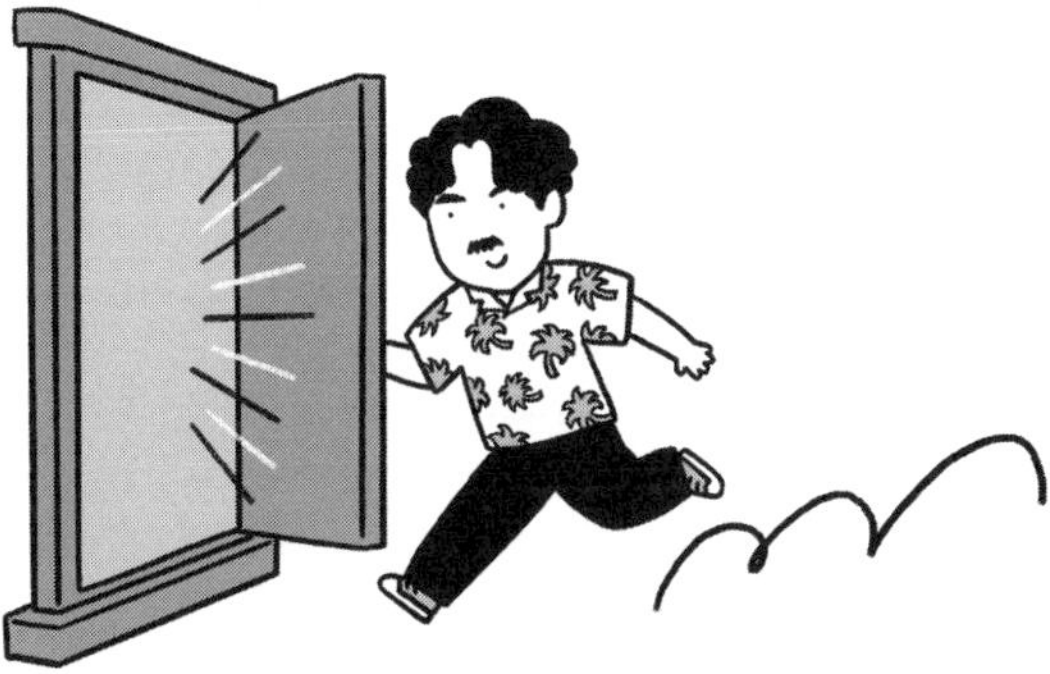

1　ケアとは

「ケアと編集」というのがこの本の題名だ。まったく違う世界の二つの言葉がたまたま同じ席に座っているだけのようにも見えるかもしれない。「編集」は基本的に文字を扱う仕事だけど、「ケア」は高齢者や障害者など脆弱《ぜいじゃく》な人たちのお世話をするイメージだから、一体どこが似ているのかと。

一方で「なるほどケアと編集は似ているなぁ」と思う人もいるだろう。編集者は、「書けない書けない」と原稿用紙を丸める著者のそばでご機嫌を取ったり日常生活のお世話をしたり、ときに叱咤激励をするというイメージがあるから。「サザエさん」のノリスケおじさんのようなこの姿は、ケアのイメージに近いかもしれない。

このような題名の本を書こうというのだから、もちろんわたしはケアと編集は似ていると思っている。たしかに編集者は著者が気持ちよく書けるようにいろいろな配慮をする。その姿は「ケア」に近いのだろうが、わたしはそれとはまた違った意味で、ケアと編集は似ていると思うのだ。

では、どこがどう似ているのか。それが一言でいえないから、こうして本を書いている。もしかしてこの本を読み終わっても明確に伝えられないかもしれないけれど、「この著者がそう言いたくなるのはわかるな」ぐらいに思ってくれたらうれしい。

刹那的なケア

わたしは医学書院という出版社で、二五年間、〈ケアをひらく〉というシリーズの編集に携わっていた。二〇〇〇年に広井良典さん(現京大名誉教授)に書いていただいた、その名も『ケア学』という本を出してから、二〇二四年に定年退職でやめるまで四三冊を刊行した(シリーズは現在も続いていて二〇二五年三月時点でちょうど五〇冊出ている)。

さいわい好評を得て、『逝かない身体』(川口有美子著、二〇〇九年)が大宅壮一ノンフィクション賞、同時に出した『リハビリの夜』(熊谷晋一郎著、二〇〇九年)が新潮ドキュメント賞、『中動態の世界』(國分功一郎著、二〇一七年)が小林秀雄賞、『居るのはつらいよ』(東畑開人著、二〇一九年)が大佛次郎論壇賞を受賞した。また二〇一九年には、このシリーズ全体が毎日出版文化賞をいただいた。

あらためて言うまでもないが、それぞれの著者の力量には感服するしかない。だが、何らかの賞を受けたから感服しているのではない。そもそも「ケア」というのは、一見した印象と違って、やるのもむずかしいし、それについて書くのはなおむずかしいことなのだ。それをやりきって、多くの読者を感動させ、納得させた時点ですばらしい成果なのだとわたしは思っている。

何がむずかしいのか。一つは今の世の中の基本的な価値観と逆のことをやっているからだ。自分の身は自分で守るという「自立/自律志向」とか、最小のインプットで最大のアウトカムを得ようとする「効率志向」にまずは反している。それだけではない。この〝志向〟という言葉が前提にしていること、つまり「未来の目標のために現在を手段にする」という姿勢そのものから、ケアはかけ離れているからだ。

むしろケアは「現在志向」だと思う。今を少しでも楽にする。痛いことはしない。この場にある不快をとにかく除去する。そこに居られる「現在」をつくる。

将来のために現在を犠牲にしたりしないのだから、言葉のイメージは別にして、ケアに対して「刹那的」という表現を当てるのは正確だと思う。もちろん現在の状態を楽にすることで、結果的によいことがやってくるかもしれないが、それはあくまで副産物である。やってくるかもしれないし、やってこないかもしれない。それはどうでもいい。

こう書くと「ケア」というよき言葉が汚されたような気分になった人もいるかもしれないけれど、ここはかなり大きなポイントだとわたしは思っている。

リハビリの昼と夜

ちょっと抽象的すぎたかもしれないので少し具体的に書いてみる。ただわたしの場合、具体的な素材で語ろうとすると、おもに自分で編集した本の中から持ってくるしかないので、そこはお許しいただきたい。

『リハビリの夜』という本がある。先ほど記したように新潮ドキュメント賞を受賞した名著だ。著者は熊谷晋一郎さんという小児科医で、生まれながらの脳性まひを持っていて四肢がそれほど動かない。今は東大の先端科学技術研究センターで当事者研究というものを研究している。熊谷さんはふだんは電動車いすに乗って都内を移動している。電動車いすは目立つので、都内の人ならもしかして地下鉄のホームなどで熊谷さんの姿を見たことがあるかもしれない。

『リハビリの夜』には、そんな彼が少年時代に体験したリハビリテーションの記憶が書かれている。合宿でトレーナーに組み伏せられて、動かない足を動かされ、動かない手を動かされ、腰を動かそうとしたら「そこは腰じゃないと！」と手のひらで叩かれる。もちろん厳しいばかりではなく、自分の体をトレーナーと一緒になって動かすような共同作業的な部分もある。

そんな「昼」のリハビリから解放されると、退嬰《たいえい》的でそれでいてうっすらとした官能の宿る「夜」がやってくる。私をモノのように扱っていたトレーナーの手の感触。それでいてお互いに感覚を探り合うような共同作業の記憶。熊谷少年は、同室の小柄な少年もまた布団の中でぼーっとしていることに気づく。タオルケットがもぞもぞしている。熊谷少年にはわかる。昼、四つん這いになって移動する彼を、何度も笑いながら引き戻して遊んでいた年下の健常な女の子とのひとときをうっとりと思い出して自慰をしているのだ。

コントロール不能な体を無理やりこの世界に押しとどめようとする昼と、コントロールの外へと快楽とともに放逐される夜。そんな昼と夜を同時に受け入れながら、体は生きている。

熊谷さんが大学に入って一人暮らしをはじめるあたりも、この本の読みどころだ。リハビリで押しつけられた画一的な動きではなく、たとえば便器のフォルムに従って、便器そのものと会話をしながら、その便器が要求する動きをみずからに取り入れてみる。そこから生み出されたオリジナルな動き。そんな悪戦苦闘とも自分の体を使った探検ともいえるような、みずみずしい体験が綴られる。

失禁と世界の回復

熊谷さんはときどき失禁をすることがあった。介助者なしにいつでも自由にトイレに入れるわけではないので、街なかで失禁してしまったこともある。そのときの記述。

失禁した私から見える世界は、その多くが、私とは関わりを持たずに動く映画のようだ。街行く通行人、楽しげな街角、忙しい喧騒は、私からは遠く、スクリーンを隔てた一枚向こう側に見える。（『リハビリの夜』二一六頁）

街なかで便を漏らす。失禁の〝失〟は「しそこなう」という意味で、〝禁〟はここでは「閉じ込める」というようなことらしい。つまり、ふさいでいたものがうっかり出てしまった。多くの人が暮らす通常世界から放り出されたように感じるだろう。世界はスクリーン一枚隔てた向こうに行ってしまった。

そのかわり、これまではあまりに当たり前すぎて協応構造でつながっていることすら無自覚だった地面や空気や太陽は、くっきりとまぶしくその姿をあらわし、私の体はそちらへと開かれていく。彼らは失禁しようがしまいが相変わらず、私を下から支え、息をすることを許し、上から照らす。（同頁）

この部分の原稿をもらったとき、激しく情動を揺さぶられたことを思い出す。社会という人工物の囲いが失われたとき、それまでずっと自分を支えていたある種の自然の存在に熊谷さんは気づかされる。それが地面と空気と太陽だなんて……。生存の条件として数え上げるにはあまりに自明にみえることに感謝せざるを得ないような過酷さと同時に、そうした過酷さを通してしか体験できない恍惚もまたあるのだと思わされた。

しかし激しく情動を揺さぶられたのは、それが熊谷さんに特別なことだったからではない。生きているということはそんな過酷さと恍惚のあいだを彷徨《さまよ》うことにほかならないと、わたしも薄々気づいているからだろう。

太陽と空気と地面とケア

さて、いつまでも恍惚としてはいられないので、熊谷さんは失禁介助をしてくれる人を探す。

まずは視線を飛ばす。

「あの、すみません」と言って相手の目をじっと見たときに、その人の姿勢がどのように変わるかをみれば、おおよそこの人は手伝ってくれるか否かを推測できる。手が前方に出て腰をかがめ、「どうしました?」という風情で一歩私のほうに身を乗り出してくる感じの人はうまくいくことが多い。

（同書二一二頁）

こうして便の処理をし、シャワーで洗ってもらっていると、だんだんとその手が誰のものだかわからなくなってくる。介助者のほうも誰の身体を洗っているのかわからなくなってくるらしい。こうしてスクリーン一枚隔てたところに佇んでいた世界は、ふたたび熊谷さんのもとに戻ってくる。

このとき熊谷さんの視線にナンパされた失禁介助者は、太陽や空気や地面と同じ意味で、ケアを提供しているのだと思う。こういう人は、太陽や空気や地面とまったく同じ意味で、高貴な存在だと思う。

ケアは刹那的だと先ほど書いたが、『リハビリの夜』を参照しながらわたしが言いたかったのは次のことだ。

「今、ここ」で困っている人に手を差し出せる人は、太陽や空気や地面と同じように、この世界をどうにか存続させている基底的な条件である。こうした人たちが世界のバグを始終補修して、手入れをしている。ケアはこうして「今、ここ」を成立させている。

そうやって整えられた舞台の上で、自己啓発とかリスク管理とかコスパとか一攫千金とか革命の夢とかが、スポットライトを浴びながら歌ったり踊ったりしているわけだ。

2　べてるの家との出会い

わたしの編集の先生は、北海道浦河《うらかわ》町にある精神障害者の生活拠点「浦河べてるの家（以下、べてるの家）」のソーシャルワーカー、向谷地《むかいやち》生良《いくよし》さんだ。

なぜソーシャルワーカーが編集の先生なのかわたしもふしぎなのだが、今はすごくそう思っている。もちろん最初から「編集の先生になってください」と頼んだわけではない。わたしが〈ケアをひらく〉の編集をしている中で、「あ、このやり方は向谷地さんから教えられたんだ！」

と気づくことがしばしばあり、向谷地さんが編集の先生だったんだと事後的に思いあたった、というのが話の流れである。

その前にソーシャルワーカーとは何をする人か紹介しておこう。

一言でいえば、障害者や高齢者あるいは生活困窮者など脆弱性を持っている人が、日々生活するにあたって出会うさまざまな困りごとに対処する専門職である。「対処」といっても直接身体のお世話をするのとは違って、介護者を手配したり、入院先や退院先を紹介したり、あるいは生活保護の申請につきあったりなど、おもに社会的(ソーシャル)な側面から支援する人だ。

わたしが向谷地さんに出会ったのは、四半世紀以上前だ。今から考えれば、「ひょうたんから駒」みたいなことがあって出会えた。

意外に遠い福祉と医療

「介護系の雑誌でもつくってほしい」と言われて、わたしは以前勤めていた福祉系出版社から、医学書院という医療系出版社に一九九六年に移った。その一〇年ほど前に介護福祉士という国家資格ができたこともあり、介護が社会的に大きな注目を浴びていた時代だった。

しかし調べてみると、医療系専門職向けの書籍や雑誌をつくってきたシステムでは、福祉の本はとてもつくれそうになかった。

国家資格になってから長い歴史があり、なおかつ具体的な「技術」がその資格の核にある医療の世界は、言ってみれば巨大な符牒《ふちょう》の世界だ。その専門用語が日常生活からはかけ離れているから一見むずかしげなのだが、一度慣れてしまえば論理構造はきわめてシンプルだ。「こうやればこうなる」が明確だから、「こう書く」も必然的に決まってくる。

もう一つ、医療が扱う対象の多くは「肉体そのもの」だから、その肉体を持つ人(＝患者)の性格の善し悪しも、貧富の格差も、どんな世界で暮らしてどんな生活を営んでいるかも、その多くを「ノイズ」として無視してよい。そんなノイズに振り回されないクールさこそが求められるだろう。医療の世界では扱う世界を「肉体」というものに小さく限局しているからこそ、符牒が通用するのだ。

ところが福祉の世界では、医療が捨て去ったノイズこそが正面から取り上げるべき対象になる。どんな生活をしていて、お金をどのくらい持っていて、周囲の人からどう扱われているか。なにより本人のニーズは何か。医療は本人の願望(痛いことはされたくない)を押しのけて必要な処置(たとえば手術)をする客観性ベースの世界であるのに対して、福祉の世界は関係性ベースである。医療と福祉は、「困りごとに対応する」という意味では原理的に近いはずのものなのだが、いざ現場で具体的に仕事をしてみると両者の違いばかりが目立ってなかなか協働ができない、とはよく言われる話である。

といっても現場は一つである。いくら理念が違っていても、目の前の困っている人に対峙していけば、おのずとある種のチームにはなっていくだろう。ところが目の前にいるのが「困っている人」ではなく「文字列」である出版の世界では、理念の違いは意外としぶとく生き延びる。

たとえばそれは「個別性」というものの扱い方にあらわれる。うまくいった事例を「一例報告に過ぎない」とネガティブに評価するか、「汲むべき知恵が潜んでいる」とポジティブに評価するか。これは編集作業の指針としては真逆だろう。

さらに編集から営業・販売といったフェイズに入ると、違いはもっと大きくなる。福祉専門職と医療専門職ではじつは可処分所得がだいぶ違う。それは書籍や雑誌の定価の違いに反映し、したがって医療から見れば福祉の世界はうまみが少ないのである。

そんなこんなで、福祉の世界への進出を諦めることになった。そして、当時はまだなかった精神科領域の看護雑誌をつくるようにと言われた。

病院のにおい

精神科といっても、わたしは何も知らない。そこで精神科の看護を専門にしている先生に知恵袋になってもらい、一緒に全国の精神科病院や精神科の作業所を回ることになった。

それまでわたしは精神科病院を少しこわいものだと思っていた。実際、見学に行くと鉄格子のある病院が多かったし、病棟を歩くたびにドアのところで鍵の開け締めをすることに驚いた。ただ、出会った患者さんたちは気のいい感じの方が多かったし、同行する看護師さんと世間話をしたりで、そのあたりの印象を率直にいえば、「拍子抜け」である。普通の反応に拍子抜けするくらい、やはりビビっていたわけだ。

いくつかの精神科病院をめぐるうち、におう病院とにおわない病院の二種類があることに気づいた。それまで特別養護老人ホームなどにはしばしば行っていたが、そこでもにおいは、施設の印象の大半を決める重要な指標だった。ただ老人施設のそれは便臭である。精神科病院のにおいはそれとはちょっと違っていたように思う。

その後、ある精神科医にその話をしたら、「統合失調症臭というのがありまして……」と説明され、なるほどそうなのかと思ったが、今になって思えばたぶんピント外れである。

髪の毛のにおいだとわたしは思う。密集した場所で人がしばらく暮らすと、やってくるあのにおい。震災時の避難所などに行くと、必ずその成分が入っている。わたしに「統合失調症臭」を教えてくれたあの精神科医は、ケアが行き届かない状況で暮らしていれば普通に漂ってくる生活臭を、その疾患特有のにおいと誤認したわけだ。「生活問題の原因を疾患に帰属させる」というパターンは、その後も精神科において何度も見てきたような気がする。

ところで、やはり精神科病院内部にいてもそのにおいが気になる人がいるらしく、「うちの病院では配管を通して各部屋はもちろん、廊下やエレベーターにも芳香剤が香るようになっています」と言われたことがある。この人工的な香りの印象は強烈で、それについて書いていると、あのときのにおいが鼻の付け根から蘇ってくる。

もうけている作業所

そんな実習(?)を繰り返しているうちに、石川県のある保健所長からこんな話を聞いた。

「北海道に、えらくもうけている作業所があるらしいよ」

精神科病院を退院しても多くの人は昼間行くところがない。そこで彼らの居場所になったり、就労のための準備をするのが精神科の作業所である。内職的な軽作業をしたり、パンやクッキーをつくっているところが多く、当時のわたしの作業所イメージは「名もなく貧しく美しく」

である。

「え、作業所って貧乏なもんでしょ？」と思いながら足を運んでみたら、それがべてるの家だった。

べてるの家は、北海道をひし形とするとその下方、襟裳《えりも》岬の手前の浦河町にある。一九八四年に浦河赤十字病院精神科を退院した当事者たちによってつくられた地域活動拠点である。「精神病でまちおこし」「昆布も売ります、病気も売ります」など人を食ったようなキャッチフレーズで人気を呼び、年間二〇〇〇人近くの見学者が訪れる。なかでも有名なのは、年に一度開催される「べてるまつり」のメインイベント「幻覚&妄想大会」で、その年でもっともすばらしかった（＝もっとも多くの仲間同士をつなげた）幻覚妄想を表彰するものだ。

これまで幻覚妄想といえば、精神科医にとってはまず消すべきものだった。だから「聞こえるんです」と言えば薬が増える。患者が医者の前で幻覚妄想について語らないのにはこんな理由があるのだ。しかしソーシャルワーカーの向谷地さんはあるとき、患者同士が自分たちの幻覚妄想をイキイキと語り合っている姿を目撃する。

たとえば「ほっとハイム」という共同住居でのミーティング。いちばん盛り上がるのが、入居者それぞれが語る生々しい幻覚妄想体験だ。これが、その後べてるの家を象徴するイベント

「幻覚&妄想大会」のきっかけになった。

共同住居の二階に住んでいた米田和男さんは、夜中トイレに行くのが面倒で、誰にも見られないようにいつもこっそりと窓から放尿していた。ある日の晩、いままで嗅いだことがないくらいのにおいが部屋にたちこめたかと思うと、窓際に突然緑色と茶色のぶちの牛があらわれ、嚙みつかれそうになったのだ。彼は「殺されると思った」と言う。ところで、彼の部屋は二階である。二階をのぞき込んだ牛の足が長かったのか、首がキリンのように長かったのかをめぐる議論はたいへん盛り上がり〔…〕

(『べてるの家の「非」援助論』九八・九九頁)

精神病とはそもそもコミュニケーション不全の病であり、幻覚妄想はその象徴である。しかし彼らは、当のコミュニケーション不全をきたす原因である幻覚妄想という症状を道具にしてコミュニケートしているではないか! そんなふしぎなメカニズムに打たれた向谷地さんは、やがてメンバーともども、幻覚妄想を「なくす」のではなく「使う」方向に足を踏み出した。話はここで終わらない。向谷地生良さんとともに専門職側からべてるの家を支えたもうひとりの立役者、川村敏明医師はあるときこんなことを言っていた。

「病院でソーシャルワーカー室の前を通りかかったら大笑いしている声がしてるの。にぎやかだなぁと思ってちょっと覗いたら、診察室では一言もしゃべらない患者さんがべらべらしゃべってる。なんで俺の前でしゃべれないで向谷地くんの前でしゃべるのって(笑)」

こういうことが続いて川村さんの診察も変わっていった。そもそも向谷地さんは患者同士がイキイキと幻覚妄想について話している姿をたまたま目撃して衝撃を受け、それをソーシャルワーカー室でやっていたら、今度はそこを通りかかった川村さんが衝撃を受けたわけだ。「側《そく》聞《ぶん》」(八五頁参照)の輪が続いているようでおもしろい。人が変わるのは面と向かって説教されたときじゃなくて、人が楽しそうにしているところを外から見たときなんだなと思う。

正面じゃなくて側面、嫌なことじゃなくて楽なこと。これはべてるの家全体に流れている基本トーンのような気がする。

網走での出会い

はじめてべてるの家に行ったのは、調べてみると一九九七年だ。先に触れたように石川県の保健所長から話を聞いたわたしは、べてるの家とつきあいのある北海道の公立病院で働いている看護部長さんに尋ねてみた。するとちょうど網走方面でべてるの家の講演があるという。さっそく案内を頼んだ。べてるの家に詳しいその看護部長さんに道中レクチャーを受けながら向かうと、講演会場となった保健センターに向谷地さんはじめべてるの面々がいた。

講演は感動的だった。話の内容が、ではない。向谷地さんの質問にメンバーが答えるのだが、質問の意図を汲み取れなかったり、勝手にしゃべったりしていて、そこに笑いが起こる。内容は噛み合っていなくても、やりとりだけはポンポン進む。そんなアンチクライマックスな、むしろ感動の少ない対話なのだが、それを聞いているとじわじわ胸が熱くなってくる。なんでだろう。

終わって控室にあいさつに行った。べてるに行くたびに思うのだが、べつに歓待もされないが嫌がられもしない。向谷地さんもにこやかではあるが、北海道の端っこで出会ったんだという感動はない。まあ、こちらは東京から半日以上かけてやっと辿り着いたわけだが、あちらは同じ道内なのだから当たり前だが……。メンバーとも、いつもきのうの続きのような出会い方だ。それでいて突然「コーヒーおごって」と言われたりする。

たぶん道民気質みたいなものもあるのだと思う。対人関係があっさりしていて「彼がこう言ったのは本当はこう言いたかったからなのだ」みたいなことはない。言ったまんまというか、言葉に粘り気がない。

関係ないけど、はるか昔に新婚旅行で北海道をレンタカーで回ったときに、苫小牧で信号待ちをしていたら後ろの車にコツンと当てられた。すぐに降りて見にいくと後ろの車の若者も降りてきて、北海道弁のイントネーションでにこやかに「だいじょぶだね〜」と言って走り去ってしまった。実際はちょっと凹んでいたのだが、返したレンタカー屋さんも何も言わなかった。いいかげんといえばいいかげんな、そんな雰囲気にわたしはすっかり心を許してしまい、その後何度もべてるの家に足を運ぶことになった。

自分自身で、共に

そうこうしているうちに、べてるの家のメンバーと本をつくろうということになった。向谷地さんは自身の援助論をさまざまなエピソードを交えて書いた。そのころからはじまった当事者研究の成果を執筆してくれたメンバーもいる。べてるとつきあううちに自分の「病気」に気づいた牧師やスタッフも一文を寄せてくれた。

後にもしばしば出てくる言葉なので、ここで当事者研究について説明しておこう。これは文字どおり、精神障害などの苦労を抱えた「当事者」が自分たちのことを「研究」する営みだ。

このようにさらっと書くと当たり前のようで、何が新しいのかわかりにくいかもしれないが、「当事者研究とは何でないか」を考えると核心がつかみやすい。

それはまず「自分語り」ではない。これまでもさまざまな理由によって精神に障害を抱えた人たちが、ここに至る自分の来歴や、周囲の家族などに対する思いを縷々《るる》語ることはあった。そうした本もたくさんある。しかしべてるの家では、主語は「自分」ではなく、病を得た客観的な存在としての「当事者」である。そこに自分自身との距離ができる。そして「語り」ではなく「研究」である。自分の困りごとを自分の外に出して、他人事《ひとごと》のようにそのメカニズムを探るのだ。

そして最大の特徴は、当事者研究は「ひとり作業」ではないことである。必ず複数の仲間とやる。障害者運動の先人が、(親や支援者や周囲の人ではなく)「自分のことは自分がいちばん知っている」という地点から切り拓いたのが「当事者主権」という理念だ。その成果を尊重しつつ、当事者研究は「自分のことは自分がいちばん知らない」という前提からはじめる。だから自分ひとりでやるのではなく、仲間と研究する必要がある。

あえて強調すれば、「これがわたしです」と自分の思う自己像を仲間に提示するのではなく、さんざん語りあったのちに、仲間が自分について持った像を「じゃあそれを自分としよう」と後から自分に取り込む。そんな「他者経由のアイデンティティ」を尊重するところが最大の特徴だとわたしは思っている。

ここで述べたことをまとめて当事者研究を標語化すれば、「自分自身で、共に」となる。

「反」ではなく「非」

話は戻る。べてるの家を紹介する本の粗原稿が少しずつ届いてきた。読んでみると、さまざまに個性的な人たちが出てくる。べてるの家が東京近辺に講演に来たときに知り合った人もいるし、まったく知らない人もいる。

なんとしても登場人物全員に会いたくなってしまったわたしは、チャンスがあればできるだけ浦河に出向くようにした。一年ほどの準備を経て創刊された雑誌『精神看護』の取材という名目だったり、「べてるトラベル」と自称して、興味のある人をべてるの家に連れていくツアーを何回か企画したりもした。

浦河でメンバーたちの話を聞きながら、わたしは写真を撮りまくっていた。というか「本に出してね」とメンバーに言われて撮らされていた。当時、精神障害者が顔出しすることは滅多になく、後日、本にたくさんの当事者の顔が載ったときには業界の人に驚かれたが、こうした経緯があったので自分としてはごく自然なことだったし、なにより飛び切りのエピソードを語ってくれた人たちの顔を出さない理由がそもそもわからなかった。

たとえば想像してほしい。取引先になるための条件として「会社であること」を示されたべてるの家では連日ミーティングを重ねた。あるときひとりの女性メンバーが「あんたたちのような頭おかしい人に商売なんかできるわけないっショ！」と暴言を吐いた。怒った早坂潔さんの「チクショー！　絶対会社つくるべ！」の一言で会社をつくることになったわけだが、そのときポンとへそくりから一〇万円を出した「社長」こと佐々木実さんってどんな人なのだろうか。おまけにその一〇万円は、「噛んでいたチューインガムを寝るときに枕元に置き、翌朝それをふたたび口に入れ……」を三日間も続けるような節約の末に貯めたお金だったと聞いたら、絶対に顔を見たいはず。

こんなエピソードを満載して『べてるの家の「非」援助論』が出来上がった。当初この本のタイトルは『べてるの家の「反」援助論』だった。「援助ってホントにいいものか？」という問いがあったからなのだが、つくっているうちに反援助論はちょっと違うんじゃないかなと思いはじめてきた。

「反」というのはなんか貧しい。たとえば「精神医学」に対抗して「反精神医学」という言

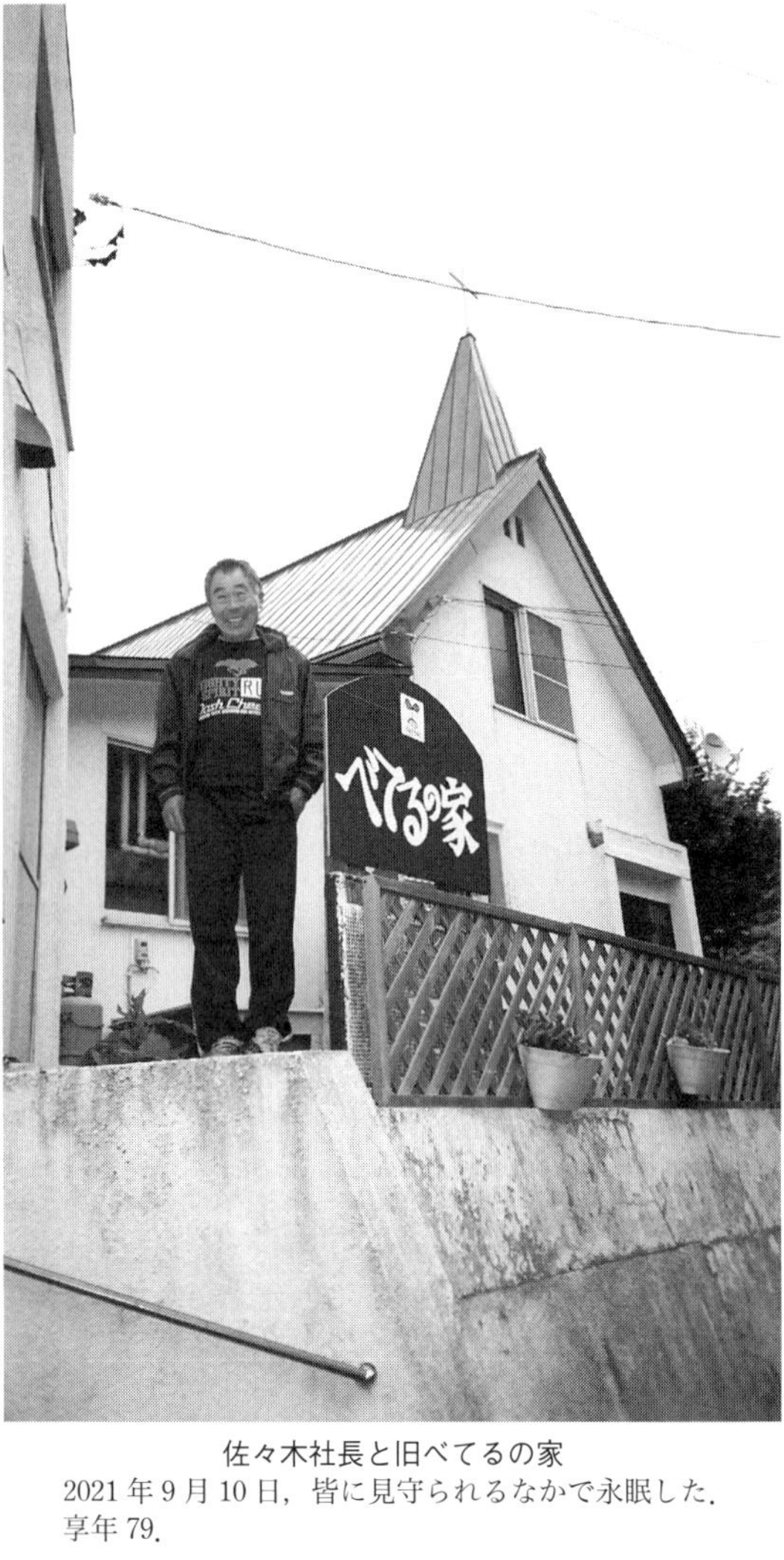

佐々木社長と旧べてるの家
2021 年 9 月 10 日，皆に見守られるなかで永眠した．
享年 79.

葉があるが、精神医学の肩の上に乗って後ろ向きに何かを言っている気がする。さらに言えば、威勢のいい「反」は実際のところ、反対する当のものを「反対するに値する」ものとして逆に高く評価してしまうと思う。結局、同じ尺度の上で両極に振れているだけで、精神医学を成り立たせている尺度自体は無傷なのだ。

「非」というのは、その尺度から外れてしまって、まったく別のところを見ている感じがした。言ってみれば「精神医学か反精神医学か」なんて問いそのものを、ちっぽけな一部分にしてしまうような広い視野を与えてくれるのだ。

戦わないでさっさと逃げる

実際にべてるの家に行くとそうした感慨にとらわれる。というのは、当時からべてるのメンバーは平気で浦河赤十字病院の精神科に入り浸っていたからだ(現在、精神科は休止されている)。「ときどき行かなきゃ寂しいよね」ぐらいの感覚で、医療者と一緒に退院カンファレンスに出たりしていた。要するに生活のごく一部分として精神医学を位置づけている。

幻聴に対しても同じだ。「幻聴をなくそう」というのが正統の精神医学だとしたら、「反」精神医学は幻聴に耐えて薬を飲まなかったりする。でもべてるの家では、そのどちらでもなく、少量の薬を飲みつつ、その声に〝幻聴さん〟と名前を与えて、幻聴を交渉相手にする。敵でも味方でもない、ちょっとやっかいで寂しがり屋の仲間。そうやって二項対立をずらしている。

そんなべてるの家は、正統精神医学の側からは医学否定のように思われているだろう。一方で精神医学に批判的なグループからは、「安心して入退院できる精神科病院がいい」といったユルい言葉や、医療者もスタッフに入っている体制をとらえて、医療権力に膝を屈した半端な改革者のように思われているのかもしれない。

まあそうかもしれない。というか、むしろ積極的にそうなのである。そんな半端さこそが、べてるの家のおもしろさであり新しさだからだ。精神医学という立派なものはそっとやり過ごして、自分たちはおいしいものを食べたり、喧嘩をしたり、恋愛をしたり、あることないことのうわさ話をしながら、気持ちよく暮らせばいい。

以降、「あれかこれか」と問いつめられるような真面目な場所からはさっさと逃げる方向で〈ケアをひらく〉シリーズは続いていく。

3 編集の先生

いかにべてるの家の向谷地生良さんが編集の先生であるかという話だった。

たとえばあるときの講演。その数日前からまったくしゃべらなくなった十代の女性メンバーがいた。おどおどしているわけじゃなくて、何か言いたいけど「言ってたまるか！」という気迫がみなぎっている。まわりがおもしろいことを言ったりすると、目だけで笑う。でもぜったいに声は出さない。

向谷地さんはその彼女を舞台に呼んだ。「わ、大丈夫かな」とわたしは思ったが、彼女は淡々と舞台に上がってきた。向谷地さんは彼女のエピソードをいろいろと紹介する。会場に笑いが起きる。そこで向谷地さんは「今日の調子はどうですか？」と彼女に質問をする。

「……」

少しだけ緊張が走る。すると向谷地さんはこう言った。

「これからまったくしゃべらない芸をします」

「……」

「すごいですね。さすがです」

大ウケである。彼女も舞台上でにやりと笑った。

試されている感じがしない

わたしにも同じような経験がある。

『べてるの家の「非」援助論』ができてしばらくして、べてるまつりで舞台に上げられた。聴衆は五〇〇人くらいいたと思う。もうわたしは大勢の前でしゃべるのが超苦手である。生来の吃音があるし、よく人前で固まってしまって声が出ない夢も見る。このときも舞台に上げられたらどうしようかとドキドキしていたのだ。それがついに来た。

……終わった後、聴衆の知り合いに「緊張してました？」と言われたけれど、じつは緊張していなかった。向谷地さんがわたしに言ってほしいことは舞台の上でクリアにわかったし、わたしもそれに答えればいいだけだったから、初舞台はむしろ気楽だったのだ。それでも緊張していたように見えたのは生来の吃音のせいと、まあ、たぶん顔は固まっていたのだろう。

なぜ緊張しなかったのか。なにかこう、試されている感じがしないのである。メンバーからも聴衆からも、もちろん向谷地さんからも。

それはおそらく「ありのままでいい」とか「ふだんのままでいい」という言い方で表されるような事態ではあるのだが、そういう積極的なニュアンスではない。むしろ「何があってもいいや」ぐらいの投げやりなニュアンスであって、その感覚自体を向谷地さん自身が漂わせていて、会場もその雰囲気に包まれている。舞台でにやりと笑った彼女もきっと同じように感じたのだろう。

「試されている感じがしない」というのをもっと正確に言えば、ある理想の姿と現在の姿の差分を見られている感触がないということである。それは「あなたにはもっと可能性があるんだ！」みたいなことでもない。可能性と言った時点で、今よりよき将来像のほうに軸足がある。よき将来像から現在の姿を見返して、その不足分を「可能性」と言い換えているに過ぎない。

そうではなくて、今ここの時点のこの姿でもう十分だよ、という感じ。成長を求めないという意味では諦めといえば諦めだが、こうした諦めの視線はつねに今この現在を肯定する。その視線が、しゃべらない彼女やわたしに力を与えてくれるのだと思う。

肯定と否定の外側で

「諦めの視線はつねに今この現在を肯定する」と書いたが、じつはちょっとムズムズしている。本当にそうか？　と。少し別の思い出話をさせてほしい。

二〇二三年七月に、社会学者の立岩真也さんが六二歳の若さで亡くなった。私的所有という制度の「当たり前でなさ」を探求するために、曲がりくねった理路を曲がりくねった文体で書き尽くした名著『私的所有論』(勁草書房)の著者だ。後年は立命館大学で生存学研究所を立ち上げ、「障老病異」すなわち「普通」の枠から外れた人たちが生きていくための情報、あるいは生きてきた記録のアーカイブをつくり続けた。

その『私的所有論』を出した後だから二〇〇〇年前後だと思う。いろいろと雑談をしていたとき、彼がピアカウンセラーの安積純子さんらと出した最初の本『生の技法』(藤原書店)にふれて、「あの本の帯、ちょっと違うんだよね～」と呟いていたのが記憶に残っている。帯の右側には大きく「〈障害〉を肯定する。」とあった。

立岩さんとは、それ以上突っ込んで話さなかったので本意はわからない。したがって立岩さんがそのとき考えていたこととは違うかもしれないのだが、わたしもその文言になんとなく違和感があった。それは「否定しないことと、肯定することは違うのではないか」ということだ。「(障害を)否定しないだけなのに、なんでわざわざ肯定までしなくちゃいけないのか」と言ってもいい。

べてるの家に行って感じたのは、むしろこの「否定も肯定もしない」といった、言葉で書くとちょっとむずかしく感じられてしまうかもしれない雰囲気だ。でも実際にはそんなにむずかしいことではない。体験すればすぐにわかる。わざわざ肯定しなくても、そこにわたしがいることは確かであって、否定したってそこにわたしはいる。評価より存在のほうが強いのだ。

「そこがいいね！」がなぜ通用するか

向谷地さんはよく、「あなたの、その落ち込み方がいいねぇ」とか「お金を借りるときの背中の丸みがいいねぇ」とか言う。これだけ聞くとお為《ため》ごかしのように感じるかもしれないけれど、向谷地さんは本気なのだ。たとえば摂食障害の当事者研究でまずやることは、「どうやったら食べ吐きがうまくできるか」だ。

精神科の世界に「エンパワメント・アプローチ」というのがある。医療というのは定義上「よくないところを治す」のが仕事だから、どうしても、まずはよくないことの列挙になる。そうじゃなくて、「いいところも見ないと、この人が生来持っている力を引き出せないんじゃないか」という発想からつくられたのがこのアプローチだ。

だがアプローチの実際を見てみると、「この人は大暴れするけれど、ときどきは他人の荷物を持ってあげる」とか「酒が止まらないけれど、将来は横綱になる夢を持っている」とか、問題になっている部分とは別の部分に見るべきところがあるという論法になってしまいがちなのが気になる。

「白石くんの悪いところの指摘ばかりでなく、いいところも見ましょう!」と言われて「家が駅から近いから便利です」とか褒められてもうれしくないのと同じように、そんなことで元気になれるわけがない。

しかし向谷地さんは違う。当の問題になっていることそのものが「いい」という論法を取る。向谷地さんは単なる好奇心で目をキラキラさせて「どうやって食べ吐きするの?」と聞く。すると摂食障害当事者の彼女はうれしそうに「テーブルの横に洗面器を置いておけば吐きながら食べられる」と言った。なるほど、これ以上合理的なことはない。テーブルで食べてからわざわざトイレに吐きに行くのは億劫《おっくう》だし、なにより時間の節約になる(ローマ人も似たことをしていたと『吾輩は猫である』に書かれているそうだ。さすがローマ文化、実用的である、と思ったら、どうやらこれは史実と違うらしい)。

彼女たちには、長年培われたノウハウがある。ポッと出の医療者なんかに負けるはずがない。こうした研究成果を発表して、聴衆に大ウケしているうちに、摂食障害を恥じていた彼女自身がなんとなく変わってくる。

わたしは今、「否定も肯定もしない」の話にふたたび戻っているのだと思う。というのも、数行前に「しかし向谷地さんは違う。当の問題になっていることそのものが「いい」という論法を取る」と書いたが、これは正確ではないからだ。べつにそれが「いい」と言っているわけでは、じつはない。「いいも悪いもなく、そんな貴重な経験をして、自分の身体で実験をしながらオリジナル技術を開発しているあなたのことについて教えてほしい」というのが彼のいつものスタンスである。

〈図〉は変えないで〈地〉を変える

では向谷地さんがやっていることは、そうした「あるがまま」を承認することだけかといえば、そんなことはない。もっとダイナミックで積極的な活動がある。その人自身を変えないことトセットで、その人の背景を積極的に変える。〈図(=形)〉と〈地(=背景)〉の比喩でいえば、〈図〉は変えないけれど〈地〉を変える。

先ほどの黙り芸の女性に戻ると、しゃべれない彼女をしゃべるようにさせるのが、通常言われる治療とかリハビリテーションだ。つまり、「しゃべれることがよい」という常識的な価値観にのっとって、よき方向に本人を変えるやり方である。これこそが医学の基本で、それはすばらしいことだと思う。なによりその底には「しゃべれないのはつらいだろうし、本人もしゃべりたいはずだから何とかしてあげよう」という善意がある。

だが、現実はなかなかそうはうまくいかない。特に精神にかかわる病気の場合、ベッドに寝ていれば病巣は摘出されて手術は終わり、あとは回復を待つばかりといった局面は少ない。というよりも、「それは本当に取り出すべき病巣なのか?」という問いが渦巻いて終わらないところに精神科関連のむずかしさがあると思う。

この「取り出すべき病巣なのか?」という問いには二つの意味がある。

一つは「病巣」について。それは身体科でイメージされるような、確固とした形のあるものなのか、そこだけを切り取って取り出せるようなものなのか?

もう一つは「取り出すべきなのか」について。それは環境とのセットによってたまたまあなたを苦しめただけであって、本来それはあなたの長所にもなりうるようなものなのではないか、という問いにつながってくる。

つまりこういうことだ。「その〝病巣〟こそがあなたを成り立たせているのではないか?」と。すると結論はこうなる。「あなたと環境との嚙み合わせを変えればいい」。

「商業」という魔法

べてるの家はよく講演をする。コロナ前は一年に一〇〇回近くあったという。講演先では、日高昆布などのべてるグッズや関連書籍を売る（コロナでこれらの商売ができなくなって大きな痛手だったらしいが、今は少しずつ再開している）。そして舞台に上がればスターである。以前、「べてるが始終講演に行って派手な活躍をしているが、その前にまずゴミ出しを忘れずにやるとか、ちゃんと挨拶をするとか、きちんと生活して地域で認められることからはじめることが大事じゃないか」という意見を地元の人が言っているのを聞いたことがある。

わたしは違うなと思った。

そもそも「地元」とか「日常」とか「ゴミ出し」といった生活の基本ほどむずかしいものはない。そこにはすでに健常な人たちが集まってつくり上げた、健常な人たちにとってはやりやすいルールがある。「この世界に入りたければこの世界のルールを守れ」と言われているような気がする。

そんなことより、舞台に立つだけで承認される世界のほうが気楽で自分を出せるに決まっているじゃないか。そうした経験を経ることによって、地元の日常という固い世界でもやっていける自信がつくのだと思う。けれどそれは最後の到達点だ。少なくとも出発点ではない。

病院で幻覚妄想をしゃべったら薬が増えたり入院期間が延びたりするが、舞台で同じことを言ったらウケる。もちろんそんな単純じゃないことはわたしだって知っている。しかし講演という形で舞台に上がった時点で、もはやその人は承認されているのである。社会的動物としての人間にとって、人間を人間たらしめるもっとも重要な要素である「承認」という契機を経た先に、ゴミ出しも挨拶もあるのではないか。

以前、新聞社のインタビューで、中国ではありふれたお茶であっても、それをイギリスに持っていけば貴重品として珍重される、という意味でゴミ出しより講演を優先させる向谷地さんの方法を「東インド会社」方式とたとえてみた。知り合いから「植民地主義者かよ！」と笑われたが、モノを移動させるだけで新しい価値を生み出す「商業」というシステムはおもしろい。

商業は、農業や工業のように現実には何も新しく生産しないかわりに、そのもの自身も改変しない。しかし場所を移動させるだけで、すなわち「モノと周囲の関係を変える」だけで様相を一新させる。そんな魔法のような力が商業にはあると思う。

実際、向谷地さんを見ていると、援助論に「商人モデル」とでも言うべきものがあるような気がしてくる。「承認」ではなく「商人」である。

中国のお茶をイギリスに持っていった商人たちは、お茶自体に手を加えないまま「東洋の秘薬」として売り出した。中身に手を加えないまま移動させるだけでその価値を高めるというのは、儲ける人間が「汗をかかない」ことにおいて非難されやすいが、考えてみたらお茶のアイデンティティ(?)をこんなに尊重している姿勢はないだろう。おまけにその後、発酵が進んだお茶、つまり紅茶はイギリスの水や生活スタイルと相性がよく、爆発的に売れることになったという。

お茶のままで生きられる場所を探す。やがてそれは発酵によって、その土地に合ったものに変わっていく。——幻覚妄想をなくすのではなく、幻覚妄想がそのままでも輝くことができる文脈を探す。やがてそれは当の文脈自体をも変えていく。こんな商人的なセンスが、ケアにかかわる人には必要とされると思う。

医学的編集とソーシャルワーク的編集

たとえ話をもう少し続ける。治療という名で「改変」するのが医学である。一方、モノ自体には手を付けずに周囲との関係を改変するのが、向谷地さんのやっているソーシャルワークだ。

この流れでいうと、編集にも「医学的編集」と「ソーシャルワーク的編集」があるような気がする。医学的編集は想像しやすいだろう。著者の書いてきた原稿をどんどん治して(直して)いく。〝てにをは〟の微調整や、漢字とひらがなの使い分けといったレベルから、著者を降臨させて乗り移ったようにキーボードをばんばん叩いて書き直しまくるレベルまでさまざまある。降臨系は「仕事をしている！」感があって、正直言ってわたしは大好きだ。

でもそれは、「こんな文章では読者に理解されない」という建て前のもとに、自分で理解できる範囲に著者の思想を縮減しているに過ぎないのではないか。なぜそう思うかといえば、今まで自分の担当してきた本で、バリバリと苦労して直した本が売れたためしがないからだ。もちろん直さなければいけないような文章だったから売れなかったのだと言い張ることはできるが、「未知」というノイズを削り取ってしまった結果、「既知」のことしか書かれていないから、直した本人としてはすっきりわかりやすいけれど、読者にはなんのメリットもなかったのではないかと思えてくるのである。

こういう視点から向谷地さんの仕事を見ていると発見が多い。「まったくしゃべらない」という常識からの逸脱部分を、ふたたび常識の範囲に収めようと努力するのではなく、しゃべらないままで輝けるようにする。本人(図)を変えるのではなく、背景(地)のほうを変えてしまう。ふしぎなことに、それは本人を変えるよりもドラスティックな変化をその場にもたらすのだ。

こうしてわたしも、向谷地さんのような「ソーシャルワーク的編集者になりたい」と思うようになったのである。

II　ズレて離れて外へ

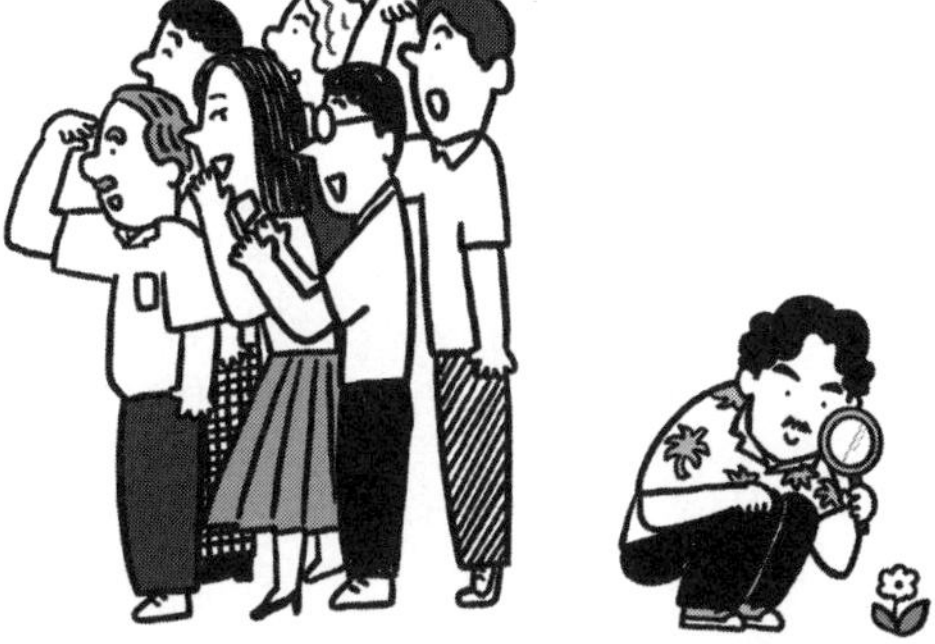

1　問いの外に出ざるを得ない人たち

世の中には二項対立があふれている。あらゆることが「あれかこれか」で区分けされる。差異のシステムである言語というものを人類が使ってしまった以上これは仕方ないことなのかもしれないが、現実は言うまでもなくグラデーションの中にある。

汽水域という言葉がある。河口などで、川の水と海の水が混ざり合う部分だ。大陸を滔々《とうとう》と流れる大河や、地球の面積の七割を占める海との大きさの対比でいったら、汽水域なんてものはとんでもなく特殊で、ごく小さな部分にすぎないだろう。しかしわたしたちが暮らしている現実は逆だ。真水と海水が混ざったような汽水域こそが大半を占めている。そこでは「あれ」と「これ」がいつも混ざり合っていて、それぞれの濃度をどう表現するかによって、その場所の特徴が示されることになる。

問いの外に思考が流れてしまう人たち

日々生きていると「あれかこれか」と問われてしまう。その問題設定に素直に入れる人にとっては生きやすい時代なのだろう。ノイズが減って世界はクリアだ。一方で、「AですかBですか」と二項対立で迫られたり、他人に問題を設定されて「これってな〜んだ」と問われるとさっぱり頭が働かず、フリーズしてしまうタイプの人たちがいる（というか、わたしがそうなのです）。

たとえば「精神医学という軸の中で、べてるの家の位置づけを明らかにせよ」と問われると、なんでそこで精神医学が出てくるのかうまく理解できない。分母（精神医学）と分子（べてるの家）があったら、問いはいつも「なぜその分母なのか」のほうに向いてしまう。頭がいつも問題の外に出てしまう。そういう人たちはだいたい勉強ができない。

でも、分母に問いが向くにもかかわらず、わたしと違って頭が働くタイプの人たちがいる。第一に、もともと頭が働くにもかかわらず、少数派として生きざるを得ない事情にある人。そうした人たちは、多数派の問題設定が恣意的に過ぎないことを見抜くことができる。『リハビリの夜』の熊谷晋一郎さんがその代表かもしれない。熊谷さんは脳性まひで身体は自由に動かないが、先の太陽と空気と地面の話によくあらわれているように、「少数派ゆえに体験せざるを得ず、またそれゆえに多くの人が認知できない事態」を見事に言語化してくれる。

第二に、恣意的に選択された分母を前提にして物を考えること自体に意味を見いだせず、もっとよい問題を出せる人たちがいる。つまりフランスの哲学者、ジル・ドゥルーズによる哲学の定義「新しい概念をつくる」そのままの人たちだ。知っている範囲でいえば『中動態の世界』の著者、國分功一郎さんがそうだ。

そして第三に、与えられた問題設定では生きられないから自分で勝手に問題をつくって勝手に生きるという、べてるの家のような人たちがいる。独特の問題設定の中で生きているから、その解も解法もいつも独特だ。与えられた問題に答えることに汲々《きゅうきゅう》としている人たちに、彼らの独特の対処の仕方を紹介したいというのが、わたしがこの本を書いた動機の一つであることは間違いない。

しかしこのような特殊な環境や才能をわざわざ挙げなくてもいい。もっと身近に、たとえば一〇〇万人以上もいる看護師さんをはじめとしたケアを職業とする人たちも、「治す」「回復させる」という医療的な大分母を問うてしまう――それだけではやっていけないとわかってしまった――人たちではないだろうか。

風変わりな言葉たち

むかし福祉系の出版社にいたころ、わたしは入社してすぐに地方の編集部に行き、そこで一〇年以上校正の仕事に携わっていた。それなりにおもしろかったが、ずっと座っているのではなく、何かもっと身も心も動かされるようなことがしたくて出版社に入ったはずだった。端的にいえば「企画」といわれるような仕事がしたかったが、何をどう企画していいのかわからなかったし、だいいち人前に出て自分の企画を語るような機会も勇気もまったくなかった。

あるときひょんなことから――同期からずっと遅れてだが――東京の企画部に配転が決まった。うれしかったが何をしていいのかさっぱりわからなかったので、とりあえず以前少しかかわったことのある看護の本をつくろうと思った。正直にいえば、そこは福祉系出版社だったから看護の本なんて傍流だから何をやっても叱られないだろうし、ならば居心地もいいんじゃないかと思ったわけだ。

そうやって取材で出会った看護師さんたちの話はおもしろかった。医師の補助者とか、あるいは逆に「献身」といった文脈では把握できないような、患者が生きていることを素手でガッシとつかんで応援してくれるような感触があった。

川口有美子さんの『逝かない身体』に、ALS(筋萎縮性側索硬化症)という進行性難病を持つ患者に対して支援者が、病が進行しても「これまで通りのケアを続けるからね」と約束する場面がある。病気が進行すれば安定してくるから「今が我慢やよ。あとちょっとで慣れるから」と励ましの言葉を発したりする。

ＡＬＳというのは徐々に全身の筋肉が動かなくなり、最後に呼吸筋も動かなくなる（だから呼吸器をつける）。過酷な病気である。そう考えるとこれは、なんというか、ふしぎな声掛けである。「予防」という合理性の世界の話ではもちろんなく、やがてよくなるという「回復」の物語でもなく、ただ単にその後の経過に付き添う。そう宣言しているだけである。

そのような形で自分を差し出す準備はできているとは言っているものの、具体的には何ひとつ与えることはできないかもしれない。風変わりであり、絶望的な言葉でもある。にもかかわらず支援者のその言葉には、人が生きていくための必須栄養素のようなものがたっぷり入っているように思えた。

主語が患者と入れ替わる

看護師のふしぎな語り方について真っ正面から迫ったのが、『摘便とお花見』である。著者の村上靖彦さんはフランスで博士号を取ったのち、現象学者としてエマニュエル・レヴィナスの研究を続け、その後日本で最初に出した本が『自閉症の現象学』（勁草書房）だ。人の営みに繊細なセンサーを働かせる村上さんがその次に着目したのが、看護師の語りだった。

看護師の語りは「主語がはっきりしない」とか「話があっちに行ったりこっちに行ったりする」とか「事実なのか推測なのかわからない」などと、よく医者から批判されたりする。しかし村上さんはそれに強く反発する。

ケアの現場では、なかば憑依したような状態で「相手の中」に入らないと患者の感覚をつかめない。つまり、ケアはしばしば「主体と客体を分けたうえで何かを成す」というような近代的な設定の外で行われるのだ。だから主語がはっきりしないのは当然であり、したがって能動／受動が不明確なのも、時制があちこちに飛ぶのも、事実と推測が明確に区分されないのも、ケアにおける現実を正確に反映した語りなのである。

ある意味では、主語も時制も一貫した語りというのは、たとえば手術室のように外部からのノイズが遮断され、主体と客体が明確に分離したままでいられる特殊な環境でこそ成立するものなのだ。

村上さんは、「看護師を主語」に据えた質問をことごとく「患者を主語」に変換して答えるCさんを紹介する。

Cさんの動作を主語に据えた私の質問を、Cさんは否定した。実は今までの引用でも何度か、私はCさんを主語に置いて彼女の行為を尋ねたのだが、Cさんの回答は患者を主語に置き直していた〔…〕。Cさんは常に患者の視点から思考しているがゆえに、知らず知らずのうちに私の質問をずらしてしまうのである。患者を見守るという〈外部〉からの視点を否定し、「患者さん自身がその人らしさを取り戻すまでは」と視点を患者の〈内部〉に置き直すのである。

（『摘便とお花見』二一二頁）

これは本当に取材の現場でよく経験することで、看護師さんから聞いたままを記事にすると、ずっと患者がしゃべっているように誤読されてしまうことがある。若いころはそれを苦々しく思い、「チッ」とか言って赤字を入れまくっていたわけだ。そのように語ることに意味を発見するだけの知性がこちらになかっただけなのである。

土管の中で話を聞く

主語が容易に入れ替わるとは、自分と相手の境界線が溶けて一体化してしまうということだ。これは「隔絶された自己」（七三頁参照）を旨とする近代的主体からすれば、ネガティブに評価されるしかない。

しかし逆に、自らのヤングケアラー体験を通して、「それなくしてケアなんてものはできないのだ」と喝破したのが映像作家の中村佑子さんだ。『わたしが誰かわからない』で、まさにこのタイトルどおりケアをめぐる「自他の境界線」を考え抜いた末にこう結論づける。


ケアを成就できる主体というのは、あらかじめ固まることを禁じられ、環境によって変化する可塑性を持っているということではないか。

自分をとりかこむ輪郭線をいつでも崩れさせ、自己と他者の境界を横断することができる。自己の固着という安心からいつでも離れられる無防備さというものが、ケア的主体の真価だろう。

（『わたしが誰かわからない』一五六・一五七頁）


この力強い「ケア的主体」宣言は、実際の臨床の場ではどうあらわれるか。もういちど村上靖彦さんによる別の書『在宅無限大』から引いてこよう。

小児科看護師のFさんは、インタビューの最後、おもむろにむかし遊んだ築山の話をする。北海道育ちなので雪が降るとその上でスキーができるような山らしい。山のまん中に土管が埋め込まれていて、そこが子どもたちの基地になっている。Fさんがそこで待っていると、障害のある子のお母さんが「話聞いて」って土管に入ってくる。

そういうイメージで、私は大事な人の話を聞くときに、その土管の中に入るんです。〔…〕入ってきたときに、土管の中って大きな声かけると、「わーっ」と散っちゃうんだけれども。小さな声でささやくと、ちゃんと聞こえる。でも小さな声を聞こうとすると、一生懸命聞かなきゃいけない。そんなイメージを持って、その人をまず土管の中で待つし、お話を一生懸命聞くし。

（『在宅無限大』一七〇頁）

自他未分な一本の土管の中で囁くように呟けば、聞こえる声は自分の声なのか相手の声なのか。こうした形でしか語れず聞けない話というものがあるだろう。

二つのことを同時に伝える

看護師のふしぎな話は尽きることがない。もう一つ思い出した。

東畑開人さんの『居るのはつらいよ』の打ち上げ兼トークイベントのため、東畑さんに付いて沖縄に行ったときのこと。イベント前日に、同書のモデルとなった看護師さんたちと飲み会をした。まずその人たちが、同書のイラストレーター平澤朋子さんが描く登場人物たちにそっくりなのにびっくりした(今わたしの記憶の中では、挿絵の人たちと飲み会をしている構図になっている)。

いちばん印象的だったのが、その看護師さんたちの話し方だ。当時の東畑さんの仕事ぶりについてのちょっと厳しくて鋭い評価を、ニコニコして話す。話す内容と顔つきに少しのズレがあるのだ。もちろん飲み会の席だからシリアスな顔はできないわけだし、場を盛り上げようと過剰に話していることは知っている。それでもわたしは「あ、これだ!」と思った。場の雰囲気を崩さず、むしろ盛り上げながらも、事実や評価はまっすぐ伝える。失意の患者を感情的に支えながらも、事実は正確に伝える。医者の機嫌を損ねないように、でも言うべきことを言う。つまり、感情と事実というしばしば相反する二局面の要素を同時に伝えるのである。

これこそわたしが取材で多くの話をうかがった看護師の語り方だった。一般的に関係性に配慮することを強いられる女性によく見られる語り方なのかもしれないが、そのときの看護師は三人とも男性だった(精神科には男性看護師が多い)。だから職業的な特性なんだと思う。

病院というところは、不幸が折り重なる場所だ。治癒・回復という明るい物語もあるだろうが、元をただせば発病や怪我というそもそもの不幸からはじまった物語でもある。病気の原因はわかっても、「なぜわたしが病気になったのか」はいくら考えてもわからない。どういう経緯で病気になったのかのメカニズムはわかっても「なぜわたしが不幸なのか」に答えはない。そして患者さんはしばしば、医者には従順に振る舞っても、うまく答えてくれないことに対するやり場のない感情を看護師にぶつけてくる。

そうした環境が看護師に、「悲観的な情報を明るく言う」だったり、「事実は伝えるけれども元気は失わせない」といった矛盾に満ちた語り方を要請するのだと思う。これはもちろん「明日は晴れるでしょうが雨が降る可能性もゼロではありません」的な、相反することを同時に言って責任を逃れようというものではない。そうではなく、「あれかこれか」という閉じられた問題設定そのものに穴を開けて、問いの外に出る力をその人に差し出そうとしているようにわたしには見える。

「その問いの圏域にいる限り答えは見つけられない」といったことは人生には少なくないだろう。病院にはことのほかそうしたことが多い。看護師の独特の話法の背景には、こんな特殊事情があるように思えてならない。答えのない問いの外に出るには、当の問題自体を変えなければならないのだ。

因果沼から〝かどわかし〟へ

べてるの家にいる人たちも、どうして自分は病気になったのかとずっと考えている人たちなのかもしれない。あるいは「なぜ……」と考えすぎたせいで、病気になった人たちなのかもしれない。答えのないことに無理やり明確な答えを与えようとすれば、人はそれを幻覚妄想と呼ぶだろう。

医学をはじめ多くの科学が原因を見つけることによってブレークスルーを果たしてきたのとは反対に、精神的な苦しみや難病の世界では、原因探しという因果論的思考そのものが「抜けられない沼」であることが多い。

向谷地生良さんとつくった『技法以前』という題名の本がある。サブタイトルに「べてるの家のつくりかた」とあるように、向谷地さんがどんな発想でべてるの家にかかわってきたかを具体的に記した本だ。その帯にわたしはこう書いた。

「幻覚&妄想大会」をはじめとする

掟破りのイベントは、

こんな思考回路から生まれた！
「上辺だけの技法論も、古くさい精神論ももうたくさん！」という援助者に贈る
まったく新しい実践的「非」援助論！

妙に「！」マークの多いコピーが続いていて気恥ずかしいのだが、カバーには江戸絵草紙の絵札が派手に並び、カバーの裏や本文には騒々しい漫画的タッチのイラストが配してあって、自分では斬新な造本だと気に入っている。

この本のあとがきで向谷地さんは、ある精神科医から「べてるは、〝かどわかし〟がうまいよね」と言われた、と書いている。〝かどわかし〟とは、辞書を見ると「騙《だま》して連れ去ること、誘拐すること」である。向谷地さんはこれを褒め言葉として紹介しているのだ。そしてこう続ける。

実は、統合失調症をもつ人たちは、幻覚や妄想という〝かどわかし〟の世界から抜け出ることに躊躇している人でもある。その背景には、「生命感覚」と「人とのつながり」という生々しい現実に降り立つことへの恐れがある。しかし、当事者研究のもつユーモア精

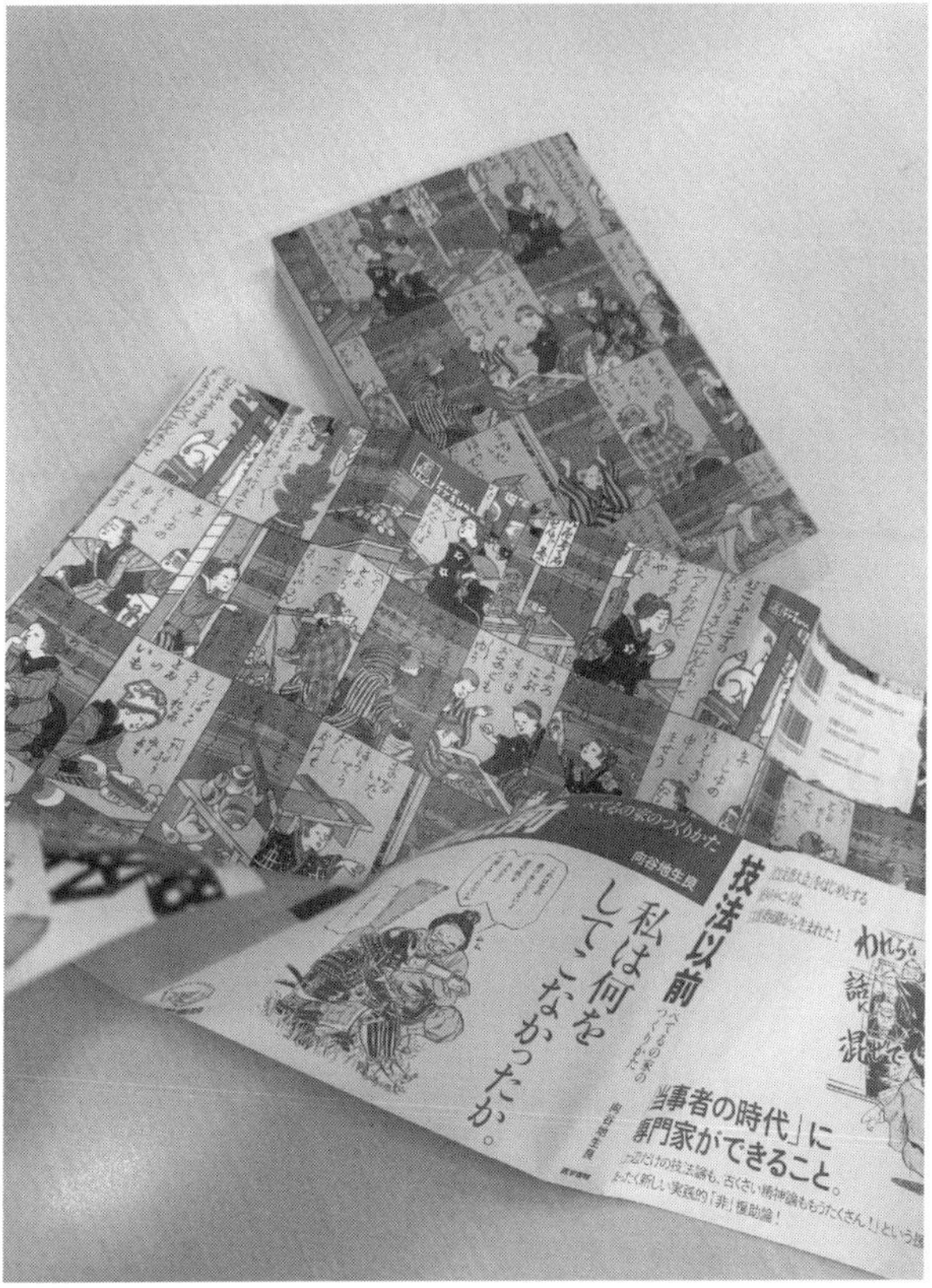

『技法以前』装丁
江戸絵草紙のカバーを折り返すと，そのまま題名や著者名の入った帯になる．奥に見えるのは表紙．

神をまじえた遊びごころと、幻聴を「幻聴さん」と呼ぶような、〝かどわかし〟の世界のさらに上をいく〝かどわかし〟によって、メンバーは安心して現実に降り立つことが可能となるのである。

（『技法以前』二四五頁）

向谷地さんは「江戸文化にも、そんな一筋縄でいかない〝かどわかし〟の濃い匂いを感じる」と書いていたので、江戸絵草紙のカバーにした。

騙しである幻覚妄想に、「さらなる騙し」で対処するというべてるの家のスタンスはおもしろい。騙しに対して「それは嘘だ。真実はこちらだ」と真正面から立ち向かって結局コミュニケーションを途絶えさせてしまうようなやり方ではなくて、嘘に対してさらなる興味深い嘘を対抗させてコミュニケーションのサイクルを回す。そこで楽しくやりとりしているうちに、気づいたら当事者は現実に降り立っていた、という手の込んだスタイルである。

「話の真偽にこだわらず、とにかくコミュニケーションを回してしまう」というこのパターンに既視感はないだろうか。そう、コミュニケーション不全の症状であるはずのお互いの幻覚妄想を「ネタ」にすることによって新たなコミュニケーションを立ち上げてしまう当事者たちの雑談と同型なのだ（一七頁参照）。緑色と茶色のぶちの牛が二階の窓辺に現れたんだという話を聞いて、その牛の足が長いのか首が長いのかを議論していたあの話である。

「二階の窓に顔を出せる牛はいません」と正しいことを指摘するのではなく、「ならば足が長いんだね」と受け、それを聞いていた人が「いや、首が長いんじゃないか？」とさらに積み上げるような対話のスタイルである。当事者たちのこうしたコミュニケーション・スタイルに向谷地さんは衝撃を受け、その実践も大きく変わった。

あるいはこうも言えるだろう。多くの人がコミュニケーションの「内容」しか見ないのに対して、向谷地さんは一貫してコミュニケーションの「形式」だけを見ているのだと。形式というのがわかりにくければ、「どんな話の内容であれ、それでコミュニケーションが取れているかどうか、かどうかだけを向谷地さんは見ている」と言い直してもいい。

問いの圏外に出るために

少し振り返ってみる。

まず、看護師さんは――哲学者と同様に――与えられた「あれかこれか」という問いの外で応答する傾向がある。看護師さんの風変わりな話法は、「事実関係の応答」という当初設定された地平を超えてしまうのだ。一方べてるの家の実践も、問われたことに真正面から答えるような生真面目なやり方ではなく、幻覚妄想のさらに上を行く〝かどわかし〟がベースになっている。

看護師さんとべてるの家に共通するのは、「与えられた問いの圏域の外に出る」コミュニケーションのスタイルだとわたしは思う。どちらもまともに答えたのでは、つまりその問いの圏内にいると、沼にハマって出られないことを経験的に知っている。要するに彼らは、頭の中で考えた問題を出すのが好きな人たちが想定しているような、簡単な世界に棲んでいないのだ。

この節はどんどん話がズレていって、終わらなくなってしまった。そして結論もよくわからない。こんなことでいいのか。今「それでいいのだ」という幻聴さんの声が聞こえたのだが(笑)、次節では、もう少し粘って臨床で答えのない問題に直面する看護師さんやべてるの家のメンバーにならい、きれいに言えば「問題設定をズラすことが編集だ」、率直な体感で言えば「問われた問題に答えないのが編集だ」という話をしてみたい。

2　分母を変えるのが編集

『弱いロボット』という本がある。豊橋技術科学大学に岡田美智男さんという先生がいて、彼がそのふしぎなロボットをつくっている。

たとえば「ゴミ箱ロボット」は、ゴミを見つけることはできるけれど、自分で拾うことができない。まごまごしている彼を見ると、通りかかった人は、つい代わりに拾ってあげてゴミ箱（つまりロボットの彼）の中にゴミを放り入れてくれる。

ロボットのくせに人の力を借りている。人の力を借りるロボットなんて不完全な代物だ……と思う人のほうが多いだろう。しかし視点をちょっと変えると、道行くアカの他人にゴミを拾わせてしまうのだから、彼には「他者を巻き込む力」があるとも言える。おまけに道行く人に思わぬ善行のチャンスさえ提供してあげている。

他者を巻き込むその力の源泉はどこにあるのか。それは、ひとりではゴミを拾えない、つまり彼自身の中で行為が完結しないという「弱さ」にある。

強いロボットは歩けない

この論文を『現代思想』という雑誌で読んだときは驚いた。ふつうロボット学者は「あれもできるこれもできる」という方向でプレゼンするのに、岡田さんはまったく逆である。「あれもできないこれもできない」、だからすごいことがそこで起こっていると言うのである。

岡田さんが語る「歩行」の話がまたおもしろい。歩行ロボットがつくられはじめた当初、ロボットはすり足で歩いていた。今でも「ロボットみたいに歩いてみて」と言われたら「ギー、ギー」とか言いながら肘を直角に曲げてすり足で歩く人が多いだろう(もしかしてこんなのは「昭和しぐさ」で今は廃れているか?)。

なぜすり足で歩いていたのか。もっとも安定していて転びにくいからだ。石ころや段差などの障害があっても、あるいは周囲で突発的な事故があっても、いちばん倒れにくい歩き方。しかしたとえば今、窓を開けて外を眺めてみても、そんなふうに歩いている人間はいない。みんなスタスタ歩いているではないか。

じつはこの「スタスタ」には秘密がある。一歩ごとにバランスを崩しながら足を運ぶという危険な動きをしないと、スタスタとは歩けないらしい。なぜそんな危険な歩き方をしても平気なのかといえば、「バランスを崩しても大地がわたしの踏み出した足を支えてくれる」という信憑があるからだ。実際、滑りやすい雪道を歩くときは誰でもロボット歩きになるだろう。それは大地が支えてくれるという信憑が崩れたからである。

つまりこういうことだ。「自らの行為の責任は自らが取る!」と自己完結を目指しているうちはロボットはロボット歩きしかできないが、「もうどうなってもいい、あとは大地が支えてくれるはずだ、南無三！」と身を投げ出して歩きはじめてから、ロボットは人間のようにスタスタと歩けるようになった。

「歩行」という行為を自らの能力内に閉じ込めるのではなく、自らの能力の限界を悟り、その弱さを大地にさらけ出したときに、すなわち「自分と大地の関係のうちに生成する行為」だと見定めたときにスタスタ歩行が完成した。「弱いロボット」でなければ、うまく歩くことはできないのだ。

依存症は依存が足りない

弱いロボットはその弱さゆえに、自己完結できずに他者に開かれている。が、まさにそれゆえに多くのことを為すことができる。

これで思い出すのが、『リハビリの夜』の熊谷晋一郎さんが言った「多くの人や物に依存できることが自立の条件である」という言葉だ。依存しないことが自立、という一般通念とは真逆だ。なぜ熊谷さんはそんなふしぎな言葉を思いついたのだろうか。

電動車いすに乗っている熊谷さんは、東日本大震災のときに東大の研究室にいた。揺れが来てすぐに避難しようとしたが、エレベーターが動かず研究室にとどまらざるをえなかった。歩ける人は階段で地面に下りることができたが、熊谷さんはエレベーターなしには避難できない。このときエレベーターだけに依存している自分と、階段でも下りられるし、いざとなれば避難ハシゴだって使えるという健常者とを比較して、「依存先が一つしかない」ことのデメリットを身をもって知った。

ここから熊谷さんは、「自立を目指すなら、むしろ依存先を増やさないといけない」と言う。

健常者は何にも頼らずに自立していて、障害者はいろいろなものに頼らないと生きていけない人だと勘違いされている。けれども真実は逆で、健常者はさまざまなものに依存できていて、障害者は限られたものにしか依存できていない。依存先を増やして、一つひとつへの依存度を浅くすると、何にも依存してないかのように錯覚できます。

（熊谷晋一郎さんへのインタビュー、『TOKYO人権』二〇一二年冬号、三頁）

笑ゥせぇるすまん的に言えば「健常者はすでに依存している！　ドーン‼」である。しかし熊谷さんはやさしいので、指摘してショックを与えるだけで終わらせずに、こんなふうに結論づける。

実は膨大なものに依存しているのに、「私は何にも依存していない」と感じられる状態こそが、〝自立〟といわれる状態なのだろうと思います。(同頁)

あなたはたしかに自立している。しかしそれは、自分では気づかないかもしれないけれど、多くのものに依存できる環境があってはじめて成就できることなのだと。

熊谷さんは日常生活の多くを介助者に頼っている。しかし特定の介助者がどんなによい人であっても、その人だけに介助を頼るようなことはしない。必ず複数人に介助先を分散している。その人が病気で倒れたりしたら困るから、という理由だけではない。その人に離れられたら困るという状態になると、熊谷さんとその人のあいだに支配-被支配関係が強く発生してしまうからだ。部分的にでも信頼できる人が複数いれば、それらの人に少しずつ依存して、つまりタコ足のように多方面に足を伸ばすことによって、自らを支えることができるだろう。こうして「自立とは依存先が分散されていることである」という先の名言が生まれた。

この言葉はたいへん含蓄が深い。

たとえば世に「依存症」と呼ばれている人がいる。その人たちはアルコール依存症なら酒、薬物依存症なら薬に「好きで溺れている人」と一般には思われている。そうではない、と熊谷さんは言う。酒や薬以外に「依存できる物」がないから、あるいは物ではなく「依存できる人」がいないから、結果として酒や薬だけに依存せざるを得ないのだと。

健康といわれる多くの人は、つらいことがあれば友人や同僚に愚痴り、気がふさげばジョギングをし、ときには仕事に過集中してその場をやり過ごすように、多くの依存先を持っている。つまり依存症とは、依存先が一つとか二つとか極めて乏しい人のことであり、言ってみれば「依存症の人は依存が足りない」のである。

「治す」「克服する」ではない物語へ

弱さや依存は「克服すべきもの」という問題設定のままであれば、弱さは強さに、依存は自立に変更されなければならない。実際、世にある多くの教訓話は、弱さを強さに変えるためになされ、酒や薬に依存しないことを求める。あるいは自己啓発的な本やセミナーは、そんな説教くさい話はせずに一見クールな「方法」を提示する。だがそれは表紙を貼り替えただけであって、「克服」を目指していることに変わりはない。叱声か猫なで声か、の違いにすぎない。

なんだかんだ言っても、「現在がよくないから、こうしなければならない」あるいは「現在はよくないが、こうすればもっとよくなる」という文脈は同じなのである。どちらも「現在のままではダメ」なのだ。

しかし先のゴミ箱ロボットの話は、「弱さ」を克服することなしに、それがそのまま「他者を巻き込む力」という善きものに変換される可能性を示している。

依存症の話はもう少し複雑で、とりあえずは「依存先が少なすぎると特定のものに依存してしまうから、依存先を多くしたほうがいい」とは言えるだろう。しかし、そもそもなぜそんなに依存できないのだろうか。たとえば虐待やDVなどで、これまで人に依存して痛い目に遭ったから依存できなくなったのだという(女性依存症者の自助グループ「ダルク女性ハウス」によれば、九割近くがそうしたケースだという)。だから効果が確実で、状況に左右されない特定の物質(酒や薬)に頼ったのだと考えれば、「安心して依存できない結果、依存症になった」という逆説めいたメカニズムが発見される。

実際の依存症の人がすべてそうだというのではない。「こうも考えられる」といったことだ。しかし、「これしかない」と考えられているところに「こうも考えられる」という別の補助線を出して、その補助線にしたがってこれまで出ている要素を並べ直すと、景色がガラッと変わってくる。

出された問題に答えるのではなく、その問題自体を組み替えてしまうこと。あるいは、与えられた問題の外に出てしまうこと。ここで述べた例についていえば「弱さ」とか「依存」といった克服されるべき問題――なにより当人がもっとも「克服すべき」と思っている問題――に別の光を与えること。

それは編集という仕事そのものだと思う。

次節では、なぜわたしがそんなふうに考えるようになったのかを、自分の体験を交えつつ紹介したい。

3　吃音者は分母を変えて生きていく

わたしは根が怠け者なので、「克服」とか「努力」という言葉が苦手だ。そのことに罪悪感をずっと持っていたが、最近になって、じつはこれは自分が吃音持ちだからではないかと思いはじめた。正しいかどうかはわからないのだが、「そうだったのか！」という快感と、「やっぱりな……」という納得感が得られるので、この理由を気に入っている。

どうして吃音だと努力嫌いになるのか？　どうしてがんばって克服しようとしないのか？　さらにいえば、どうしてわたしは物事に真っ直ぐ対処しようとしないで、そうやって問題をズラそうとばかりしているのか？　そんなことを考えてみたい。

吃音というのは、思ったとおりに言葉が出てこないという、まあ障害である。症状のタイプによって連発、難発、伸発などの種類があり……などと説明される。しかしこういった客観的かつ医学的な話は、吃音者がどうやって発語のしにくさを飼いならし、どうやって日々の発音生活をしのいでいるか、という一人ひとりの物語のダイナミズムとバリエーションの前ではあまりに他愛なく見える。

『どもる体』のはじまり

美学者の伊藤亜紗さんは著書『どもる体』で、多くの当事者の話や自らの体験を通して、各人各様の「どもる体」を描写している。この本のおもしろさはなにより、先のような医学的な視線から離れていると同時に、心理学的な視線からも自由であることだ。

医学も心理学も、要するにその人の体験を外から分析する道具なので、どうしても外部からの「評価」が入る。もちろんそれが必要なときもあるが、日常生活はそうした評価の視線の外にある。『どもる体』で描かれているのは、「思いどおりに動いてくれない体にどうやって対処しているか」という当事者ごとの工夫であり、向き合い方であり、あるいは向き合わない方法である。

伊藤さんにこの本を提案したときのことはよく覚えている。

あるとき、医学書院の雑誌『看護教育』の編集担当者が伊藤さんに会いに行くという。当時すでに『目の見えない人は世界をどう見ているのか』(光文社新書)が話題になっていて、その担当者は伊藤さんに何か連載を頼めないかと思っていた。わたしは以前、あるシンポジウムで伊藤さんの発表を聞いていて、「なんか輝いている人だ」という印象があって、取材に同行させてもらった。

研究室で雑談をした。『目の見えない人は世界をどう見ているのか』がいかにすばらしい本か、という話もした。『看護教育』という雑誌が看護業界内でどんなポジションにあるのかというような話もあったと思う。

それに対する伊藤さんの応答は、つねにブリリアントで身体的だ。この両者はふつう同時にはあらわれない。きらめくような言葉と、地道な肉体。居場所が違うこの二つが平気な顔で同居している。しかしわたしは途中から、その発見とは表向きはまったく違う、でも最後にはどこかで落ち合うはずの、ある提案をしようとずっと待ち構えていた。

伊藤さんの声が揺れた。あ、今！

「伊藤さん、吃音の本をつくりませんか？」

こうして『どもる体』がはじまった。

吃音者の方法（1）……諦める

ずいぶん念入りに説明してしまったのは、わたし自身にとっても『どもる体』は大切な本だからだ。

小学校以来、ずっと国語の時間が苦手、というか端的につらかった。漢字も書けたし、文章問題も解けるし、作文もまあまあだったが、朗読だけができなかった。国語の授業が朗読のパートになると、「当てないでくれ」と祈るばかり。成績はそれなりだったが、朗読の時間だけはいつも、あえて当時の感覚を正直に言葉にすれば、クラスの最下層のそのまた下に置かれたような気分になっていた。

どもりながら真っ赤になって教科書を読んでいるときもつらいが、国語の時間が終わって休み時間に入ったときはもっとつらかった。どんな顔をしていいかわからないし、級友もたぶん困っていたと思う。あるとき「白石くん、かわいそうだね」と真顔で言われたときがいちばんつらかったな。まあいいやそんな話は。

それからわたしは中学校、高校、大学、そして社会人になってもずっと、いかにスラスラしゃべれるようになるかをずっと考えていた。友達と話したりの日常では言葉につまることはあまりなかったが、今書いた教科書の朗読とか、順番に回ってくる自己紹介など、自分だけに注目が当たっているときにはうまくいかなかった。中身なんかなくてもいいから、とにかくみんなの前でアナウンサーのように流れるようにしゃべってみたかった。さぞかし気持ちいいだろうなぁ……と。

だけど、あるときから徐々に諦めはじめたのだと思う。というのは事前に練習を積めば積むほど、準備すればするほど、本番では逆に緊張が高まりうまくいかないことに気づいたからだ。むしろ突然指名されて「え？ 俺？」と、つまり「急に指されてもうまく言えないよ」と、失敗しても言い訳ができる設定を与えてくれるほうが楽だ。またそうなれば必然的に「考えながらしゃべる」設定になるので、「言葉が途切れるのは考えているからだよ」と頭の中で他人に説明できている自分がいる。

吃音者はいつもこういった想定問答をしているから、使える脳のリソースは本来の半分以下になっているんじゃないかと思う。

吃音者の方法(2)……準備しない

準備をすればするほどうまくいかない。この準備性をめぐる緊張感については、『どもる体』の中で、ある当事者が「リーダーウォーク」という秀逸な比喩で説明している。

犬の調教をするときに、犬がこちらへ行こうと意志を示したときにヒョイッと違う方向にリードを引っ張る。これを繰り返していると、犬は自分にはコントロール権がないことを悟るのだという。これと同様に、自分が本当は言いたかった単語を言おうとした瞬間に別の言葉に言い換える。つまり言いたかった体を「裏切る」ことによって、要するに一瞬コントロールを自ら放棄することによってスムーズに言葉が出てくるという。

これまでがんばって、自分の意志で、自分の言いたいことを、正しく十全に語ろうとすると緊張感マックスとなってうまくいかなかったのだった。このリーダーウォーク的言い換えは、その痛い歴史が教えてくれた自己コントロール放棄法なのである。

これは「わかる〜!」だった。もしかして多くの人は「本当にそんなことやってんのかよ」と突っ込みたくなるかもしれないが、本当にそうなのだ。「飛行機が言いにくいから航空機と言い換える」のであれば、じゃあ、はじめから航空機と言えばいいじゃないか、と思うかもしれない。あるいは航空機という言い換えをいつも準備していて、引っかかりそうになったら「航空機」と言えばいいじゃないか、と思うかもしれない。

だが、それは甘い！　伊藤さんが『どもる体』で詳述しているように、この対処法のポイントは「準備しないこと」なのだ。準備してたら緊張感が高まって何の意味もない。だからその場に身を任せて跳ぶしかない。

失敗したら？　反省しないこと、跳んだこと自体を自分で褒めること。

吃音者の方法(3)……波に乗る

一〇年以上も前のことだが、著者を囲んで編集者仲間と酒を飲んでいたら、ある人が「スキーと波乗りでは使う筋肉は似ていても、やっていることはまったく逆だ」と力説していた。両方やったことがないわたしにはいまいちピンとこなかったが、説明を聞いて膝を叩いた。

彼によれば、スキーは板で大地を押さえつけて滑るのだが、サーフィンは板で文字通り波に乗るだけなのだと。スキーは能動だが、サーフィンは受動なんだと。吃音のリーダーウォーク的対処はきっと、波を板で押さえつけていた乗り方から、制御を諦めて、やってきた波に乗る感じなのだろう。そうだったのか。言われてみればわたしはいつだってサーフィンをしながらしゃべってきたのだ。

こうしてわたしは自分の意志や力を信じなくなり、「計画」や「努力」や「準備」といったことを諦めて、だんだんその場しのぎの、ということはつまり「その場にすべてがある」という人にシフトチェンジしてきたのである。

伊藤亜紗さんが二〇二〇年に「(池田晶子記念)わたくし、つまりNobody賞」を受賞した。そのときの授賞式で、『どもる体』執筆のきっかけとなった『看護教育』の担当者とふたりでスピーチをすることになった。

スピーチ、いちばん苦手なやつ！　これはまずいということで、事前に彼とボケ・ツッコミみたいな漫才調でやろうと打合せ、数回練習をした。で、いよいよ順番が迫りわたしたちの番になった。司会者がわたしたちを呼ぶ。たまたま相方が少し離れたところにいたので、近くにいたわたしはとりあえずマイクを握りしゃべったら、なんか力強い波が流れてきた！　あ、波、来た！　と思って、その波に乗って相方抜きでしばらくしゃべったら持ち時間がすぎてしまった。

今思い出しても練習を積んだ相方には申し訳ない気持ちでいっぱいだが、波が来てしまったのだから仕方ない。反省はしていない。

吃音者の方法（4）……周囲を変える

「波に乗る」方法の最大の課題は、波のないときにどうするか、である。自力でやろうとする「能動」ではうまくいかない。そこで見つけたのが波に乗るという「受動」作戦だ。ただ、その場に乗るべき波がなかったら……。

ここは宗旨替えして能動だ。波をつくるのである。大勢の前でなにか話をしなければならないが、場が固い。このままでは轟沈する。そのときふとつまらないギャグが出てきたりする。あまりのつまらなさに会場の全員がため息を吐いたら、そのときは波に代わってため息に乗ればいい。

自分で自分を変えられないなら、環境と自分の感覚が同期しやすいという特質を生かして、環境のほうを先に変えればいい。そんな考え方だってあると思う。多くの吃音者はこれをやっている、と思う。

ふだんから感じていることなのだが、吃音持ちにはユーモアのある人が多いと思う。場が凍っているとすぐに自分も凍ってしまうから、とにかく何でもいいから場を緩ませたくなってくるのだ。

環境と関係なく自分が存在しているなら、自己努力で自分を緩められるだろう。実際、多くの自己啓発書はこの前提に立ったやり方を書いている。そして「あなたはその方法を知らないだけだ」と迫る。でも本当だろうか。むしろ他人に気づかれないように自分の力だけで緩めようと思っている意識そのものが、逆に自分を縛っていることのほうが多いのではないだろうか。

英文学者の小川公代さんは、カナダの宗教哲学者チャールズ・テイラーを引いて、「多孔的な自己(porous self)」という言葉を紹介している。この言葉を使って、小川さんはおもに女性の特質として言われる「周囲の影響を受けやすい」人を「ケア的な人間」として再規定した。その対極にいるのが、他からの影響を受けにくい「隔絶された自己(sheltered self)」である。こちらは自立した人間として、男性中心のメインカルチャーの中でポジティブな評価を受けてきた。

吃音者の多くは多孔的である。周囲からの影響を存分に受けやすい人々だ。ならば開き直って、そちらの傾きをもっと強調したらどうだろう。わたしはコンクリートに固められたような寒々しい「自立した」人間なんかではないと、そして他人を変え、周囲を変え、優しい波をつくったら、その波に乗ればいいと思ったらどうだろう。自分が緩むためには まず他人を緩ませればいいとなれば、意外に話は早いのだ。

しかし自分さえ変えられないのに、他人を変えるのはよりむずかしいのではないか？ とこ ろがそうでもないのだ。自分が先に失敗して、それでもヘラヘラしていれば、他人は安心して 緩むものである。

分母を変える一発逆転芸

諦める、準備しない、波に乗る、周囲を変える、と「吃音者の方法」をまとめてみた。要す るに「自分では努力しない」とだけ言っていると思われるかもしれない。そのとおり。自分で やろうとすると固まって、固まると声が出ないからそういう方法でサバイバルしている。

振り返ってみると、ここまで書いてきたことには似たような話が多い。

――弱いロボットは、自己完結しないことによって何かをなしうるのだった。

――自立は、依存先を増やすことだった。

――吃音は、自分での努力を放棄するところに出口があるのだった。

今わたしは、これを書いていて少し興奮している。マイノリティ(少数派)はマジョリティ(多数派)に認められるべくがんばってきたが、もはやこれまでと諦めてうなだれたときに、足下にまったく違ったモノサシが落ちていた。それで測ってみたら、あーらふしぎ、自分は変わらなくてもモノサシを変えればいいのだった。

ここにはちょっとした発見と感動がある。そうした感動に向けて物事の組み換えを行い、モノサシ、つまり分母を変えることを目指すのが、編集という行為ではないのか!?

世間の常識(分母)から外れた人が、ふたたびその分母に合わせて自らを改変するという努力が強調されやすい。でも自分で変えられること、自分でコントロールできることなんてほんの一割くらいじゃないか? それだけをピックアップして「こうすればできます」と言うのは勝手だが、残り九割はコントロールの外にある。

コントロールできない。そんな自由きわまりない世界に生きていると思うと、深々と息ができるような気がする。

4　面と向かわない力

すでに本書に何度も登場している「べてるの家」。北海道・襟裳岬の手前、浦河町にある精神障害者の生活拠点である。

「精神病でまちおこし」とか「安心してサボれる職場づくり」とか、人を食ったキャッチフレーズで精神医療界に衝撃を与えてから、もう三〇年以上経つだろう。そのパンクな雰囲気に惹かれて、あるいは逆に「弱さを絆に」といった癒し系キャッチフレーズに惹かれて、多くの見学者が浦河を訪れる。

わたしはどちらかというとパンク系の開き直りに爽快感を感じていたのだが、あるとき「べてるの家ではＳＳＴを積極的に取り入れている」と聞いて、ちょっと肩すかしをくらったような気分になった。

ＳＳＴとはSocial Skills Trainingの略で、「生活技能訓練」とも呼ばれている。一言でいえば、挨拶など他人とのやりとりを練習して、そこでの成果を実際の生活につなげようというものである。そのコンセプトの明解さも手伝って診療報酬が認められ、多くの病院で導入されていた。

わたしはいくつかの病院でＳＳＴを見学させていただいた。ある病院のデイケア施設では、ふたりの当事者が「おはようございます」「趣味は何ですか」と挨拶の練習をしていて、それに対してスタッフが「たいへんよいですが、「僕は将棋が趣味なんですが」とか付け加えるとさらによいと思います」的なアドバイスをすると、さっそくその人の趣味は将棋になって、妙に朗々としたスキットが続けられた。

正直、ちょっといたたまれない気持ちになった。なんか居心地が悪い。べてるの家で、本当にこんな行儀のいいことをやっているのだろうか。

架空の劇なのに言えない

わたしが初めてべてるの家にSSTの見学に行ったとき、ちょうど伊藤知之《のりゆき》さんが、自分の病気(統合失調症)を父親に伝える場面がはじまるところだった。

伊藤さんは、子どものころからいじめに遭ったり、からかわれたりしていたが、生来の努力家である彼はとにかく勉強をがんばって高校までを過ごし、ついには国立の小樽商科大学に合格した。しかしあるとき、大学の隣にある学校の前を通ったときに、自分をバカにする「声」が聞こえてきたという。

卒業後は北海道庁に入った。外側だけみれば大変なエリートである。配属された日高支庁では福祉係として、べてるの家のメンバーからの生活保護の申請を受け付けたりしていたという。しかし幻覚妄想に耐えながら役人生活を送ることも限界を迎え、休職せざるをえなくなった。

そのとき声を掛けたのが、向谷地生良さんだ。伊藤さんに最初に会ったとき、「べてるの仲間じゃないかな」と思ったそうである。こうしてスカウトされた伊藤さんは晴れてべてるの家の一員となり、生活保護カウンターの内側から外側へと、華麗な転身を遂げたわけだ。

さて、その伊藤さんのSSTである。これまで父親に自分の病気を伝えようと何度もトライしたが、うまくいかなかったという。そんな話をスタッフとしているときはにこやかだった伊藤さんだが、父親役のメンバーが目の前に立ち、スタッフから「じゃあやってみましょうか、ハイ！」と合図が出された瞬間、顔が固まった。

伊藤　あの〜、ぼ、ぼく……
父親　ん？
伊藤　び、び、びょうきが……
父親　病気？
伊藤　……今日は暑いですね。

全然うまくいかない。何度やっても「統合失調症」のところで引っかかる。架空の「劇」なのに、もちろんそれはやっている当人がいちばんわかっているのに、父親役の前に出ると声が出なくなる。

後ろから、波のような温かい圧が……

わたしは吃音持ちなので、声の出せない苦しさや恥ずかしさは骨身にしみてよくわかる。伊藤さんにシンクロして同じように息が荒くなり、思わず身をよじってしまう……が、どうも様子が変だ。いたたまれない気持ちは湧いてこない。それどころか背後からこんな声が聞こえてきて、なんだか許されているような解放感さえやってきたのだ。

……あんなに怖い父親に、何年間も伝えられなかった病気のことなんか言えるわけないよ。でもよくみんなの前でそのことを言う気になったね。できない姿をみんなの前にさらす勇気があったね。キミはよくがんばってるよ。

いや、声が実際に聞こえたわけではない。わたしの後ろでのんびりした笑い声を立てながら伊藤さんを眺めているメンバーたちから発せられる、波のような圧を背中に感じたのだ。

おそらくそのうちの何人かは、かつて伊藤さんのようにみんなの前で「できない自分」をさらした人たちであり、別の何人かは、もだえ苦しむ伊藤さんの姿に勇気を得て、間もなく同じように挑戦する人たちなんだろうと思った。

べてるの家のＳＳＴは、他所《よそ》で見たどのＳＳＴとも違っていた。個人能力を向上させ、その成果をプレゼンする場ではない。むしろ逆に、できない自分を思い切ってさらけ出し、その勇気に感応したメンバーたちから送られる波のような力を受け取る。そんな「受動的な体」になる場だった。

うまく挨拶ができるかどうかは自分では操作できない。もしかして挨拶できないかもしれない。でも、できなくてもいいや。きっと誰かが助けてくれるだろうから！

こういう、楽観的な「身を捨てる覚悟」こそを「信」というのだと思う。べてるの家のＳＳＴには、そんなお気楽でいい加減な「信」があふれていた。その渦に巻き込まれているうちに、わたしの体の中にもやがて波のような力が湧き上がってくるのだった。

「信」をめぐって――東大での体験

「信」と書いて思い出すことがあった。

二〇〇四年一一月に、べてるの家のメンバーが東大に講演にやってきた。「21世紀COEプログラム――生命の文化・価値をめぐる〈死生学〉の構築」というプログラムの一環だった。

上野千鶴子さんの司会のもと、向谷地さんやメンバーが当事者研究を発表して、会場の東大医学部の鉄門講堂はおおいに沸いた。最後の質問コーナーに入ると、ひとりの女子学生が生真面目そうな声でこう尋ねた。「信じることの大切さはよくわかりました。でも信じる信じるといっても、信じられる根拠がないときにはどうするんですか？」

礼儀正しく登壇者への敬意を示しつつも、「わたしはそんな不合理なことをあっさり引き受けるような人間ではない」というプライドも感じさせるような質問だった。わたしは正直ちょっと焦った。というのは、この会場では大ウケだが、もしかしてみんな心の底ではそう思っているのかもしれないと感じさせる真剣さがその質問にあったからだ。

精神障害者の発表といえば身構えてしまうが、べてるの家のメンバーの発表はユーモアにあふれ、そんな気遣いを不要にしてくれた。その解放感から笑ったが、「そうはいっても……」といったニュアンスを感じたわけだ。

この複雑な質問に向谷地さんはどう答えるのかと、わたしは息を呑んでステージを見ていた。向谷地さんは相変わらずニコニコしたままこう答えた。

皆さんの「信じる」「尊重する」とすこし違うのは、わたしたちはあまりそれをきまじめに使ってないということですね。「信じる」「尊重する」というとき大切なのは、もうやけくそに——やけくそで信じるとか、やけくそで尊重するとか、いいかげんに尊重する、いいかげんに信じる、口先だけで信じる、口先だけで尊重する、そうしてしまうことです。〔…〕言ってしまえば勝ちと、そういうラフな感覚で、わたしたちは信じていますし、尊重していいます。実際のところ、そのほうがいいのではないか。誰のポケットにでも入ってて、ハイとすぐにわたせるくらいのほうが。あまり美しい物語にしないというのが、浦河の伝統なんですね。ぜひ試してみてください(笑)。

（シンポジウム報告論集『べてるに学ぶ——《おりていく》生き方』五九頁）

内面の「信」から、対人の「信」へ

あれから二〇年以上経ってもいまだに覚えているように、わたしはこの答えに感動した。

「信じる」問題は扱いがむずかしい。普通は「信じる／信じない」の二項対立となって埒《らち》が明かない。ふしぎなのは、信じる要素をいくら挙げても、信じない要素を一つでも挙げられると、なぜか議論の勝負は信じない側に傾く。そして信じないほうが賢く見える。

現在SNSに跋扈《ばっこ》しているのはこういう状況だろう。言語というものはそもそも「否定」を媒介にして成立しているものだから、言説上は「信じない」が有利になるのは当然であり、したがって「信じる／信じない」自体が偽問題であり……とか、当時のわたしは考えていた。

しかし向谷地さんはそんな浮ついた議論に立ち入ることはせずに、「信じる／信じない」のどちらでもない「ちょっと信じる」を持ってきた。これは一見、「信じる」と「信じない」の中間を取ったような、どっちつかずの話に見えるが、まったくそうではない。

信じるからこれができる、信じられないからこれができない、というように、先に、個人の内面に、「信」か「不信」があり、それに従ってなにがしかの行動が表出する、というのが普通の人間の思考回路だ。

しかし向谷地さんはそうではない。嘘でもいいから先に「信(仮)」のカードを出すことによって、わたしとあなたのあいだに「信」が、少しずつ、具体的に生成してくる。そんなモデルへの転換だ。「信じる／信じない」を、個人の内面の問題として言語的に説明するという暗黙の前提から離れて、現実的な対人関係の問題にズラしていると言ってもいい。

具体的な対人関係において、「先に」「ちょっと」信じる。この最初の一歩によってお互いのあいだに、信じるがやってくる。それが勘違いだったらあっさり引っ込めればいい。だけど最初のカードは「信(仮)」以外にない。こう考えれば、上目遣いに相手の「真意」を探ったり、相手の微妙な口ぶりから「隠された真の欲望」なんてものを推し量る必要もなくなる。

このように向谷地さんの話は、先に自分の中の「信」の確かさを探索してから行動に移るという近代人的厄介さから解放してくれたのだ。同時に、真面目な人であればあるほど自らの信に潜む不信に気づき、誠実であればあるほど「不信を隠す自分」に不信感を感じてしまい、不信の人になったほうが楽だし偉そうにできるという、SNS界隈によくいる中二病的やさぐれに落ち込むことを防いでくれた。

「側聞」という方法

話をべてるの家でのSST体験に戻す。伊藤知之さんのSSTに立ち会っていると、後ろから温かい圧に支えられたのだった。そのときは思わなかったが、しばらく経ってから、これは「オープンダイアローグ」の体験に近いのかもしれないと思った。

ここ数年、わたしはオープンダイアローグ関連の本を何冊か編集している。オープンダイアローグとは端折って言えば、統合失調症など重い精神疾患を持つ人であっても「対話さえすればなんとかなる」という思想であり方法だ。オープンと名付けられているのは、精神科医やカウンセラーが個室で患者と一対一で向かい合って診察やらカウンセリングやらをするのではなく、スタッフ側が複数なら患者側でも家族や友人が同席してあれこれ話すからだ。密室に閉じない「開かれた対話」である。

最新の薬もいらない、磨き上げられた精神療法もいらない、ただ当人をとりまく多くの人の中で対話をすればいい、という夢のような(?)お話である。

「ただ対話をすればいい」というオープンダイアローグで唯一専門的な味わいがあるのが「リフレクティング」と呼ばれる技法だ。

オープンダイアローグでは、家族などを含めた患者側グループと、治療スタッフ側グループが対話をする。セッション中のある時点で、治療スタッフは「ではここでわたしたちだけで話してみます」などと言ってスタッフ同士で向き合い(患者側をいっさい見ないのがお約束)、これまでの対話を聞いてどう思ったかを話し合う。

つまり患者の前でケースカンファレンスを行うようなものだ。その様子を患者側は「側聞」

する。いわば自分についての噂話を聞く形になる。

もし日常生活において、「自分についての噂話」がドアのすき間から聞こえてきたらどんな感じだろうか。自分をバカにする声だけが聞こえてきたり、「あれをやれ、これをやれ」といちいち指図してくるような否定的な内容だったりしたら、死にたくなってしまうだろう。幻聴の多くはそういうものだ。

でもそれが逆に、肯定的な内容だったら？　舞い上がっちゃいますよね。舞い上がらずとも、そこでスタッフの専門家としての考え方や個人的な感想が述べられたら、正面から指導・助言されるよりはるかに説得力が増すのではないだろうか。「側聞」が潜在的に持つそんな増幅機能を、リフレクティングは十全に使っているような気がする（SNSが人間のコントロールを超えた影響力を持ってしまうのも、それが巨大な側聞システムだからかもしれない）。

幻聴は自分に向かってはいるが、どこかから聞こえる声であるなら、「側聞」に近いのではないか。こうして考えてみると、オープンダイアローグとは、幻聴という「側聞」に、リフレクティングという「側聞」で対抗するシステムだということもできそうだ。

「正対」から逃れて

べてるの家のSSTでは、背後のメンバーから伝わってくる波のような力を感受することで、(他人任せでちょっといい加減な)「信」にひらかれた思いがした。オープンダイアローグでは、「側聞」というシステムが活用されている。そんなことを書いてきた。

両者に共通するのは、「面と向かったコミュニケーションではない」ということだ。正対した顔は、それが顔である限り、それだけで力を持っている。

わたしはたしかに相手の顔に圧迫されているが、同じくらい相手も、わたしの顔に圧迫されているはずだ。そんな拮抗した関係から生まれるコミュニケーションが必要なときもたしかにあるだろうが、それだけではないと思う。

どこかから自分をさいなむ声がやってくる。

でもそれを上回る圧倒的な量の自分を応援する声がまたどこからか聞こえてきて、思わず身を任せてしまう。

そんな体ごと巻き込まれるような受動的な体験が、人を救うときもあるだろう。

Ⅲ　ケアは現在に奉仕する

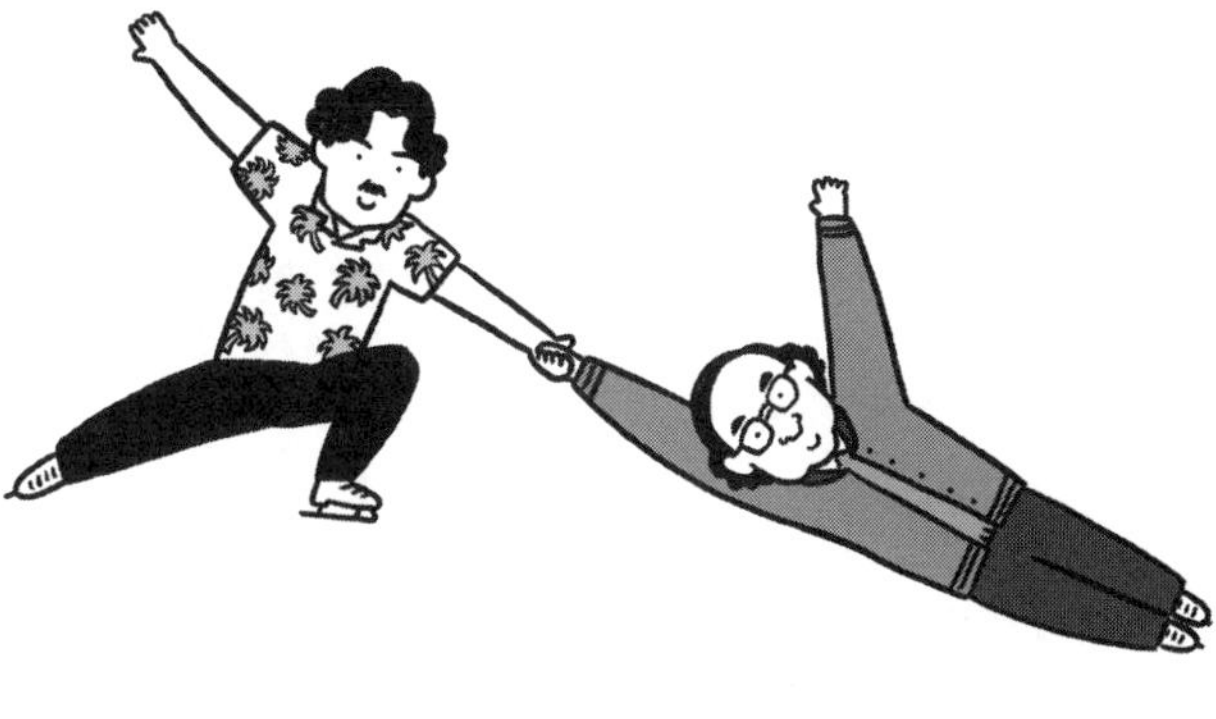

1　ケアと社交

「困難は一つだと苦しいが、二つ以上あるとなんとかなる」という趣旨のことを精神科医の春日武彦さんが以前言っていて、なるほどと膝を打った覚えがある。二つ以上あれば、一つの困難に深入りして抜けられなくなるのを防げるし、一つの困難をもう一つの困難を通して考えると、それぞれに別の角度から光が当たって理解の助けになる。

それだけではない。この発想は現実的な効用が大きいと思う。

苦しいことがあるとなんとかしようとしてそれだけを考えてしまい、頭の中のサーキットでぐるぐる回り出してよけいつらくなるが、この春日さんのアドバイスに従って「もうイッコ困難が来ないかな……」くらいに思っていると、内実はともかく形式的には期待ベースの明るい姿勢になる。楽しいから笑うのではなく笑うから楽しい、というのは笑ってすますことのできない真実だ。

ヘルパーへのアドバイスがなぜ役に立つ？

この本のタイトルは「ケアと編集」だ。どちらも「定義せよ」と言われてもむずかしい言葉である。「あれもケア、これもケア」だし、「あれも編集、これも編集」となりがちだ。そこで編集を通してケアを、ケアを通して編集を、つまり「ケア」と「編集」を相互に参照しながら考えてみる、というこの本のアイデアも春日さんの言葉から来ている。

この「困難は一つだと苦しいが、二つ以上あるとなんとかなる」は、春日さんがホームヘルパー研修のときによく使うアドバイスらしい。ヘルパーさんの仕事は、利用者の困りごとを次から次へと解決しつつも、あらゆる人間関係に巻き込まれてしまう厄介な仕事である。利用者との関係もそうだし、組織内での人間関係、さらには親切心と法律との相克等々……。狭く限られた世界で「わたし、失敗しないので」とか言ってられるならさぞかし楽だろう。

もしかしてお気楽に見えるかもしれないけれど、編集の仕事も小さな困難の集合体だ。著者を含めて、つねに複数の他者を巻き込んだ形で仕事が成り立っているので、何をやっても「あちらを立てればこちらが立たず」といった事態になる。だから一つひとつの困難に立ち止まることなく、「はい困難さん来たね、エイッと。はい次の困難さんどうぞ」といった、ちょっといい加減なスタンスでやり過ごす必要がある。

これは昔から薄々感じていて、今これを書いていて確信したのだが、ヘルパーさんの仕事と編集者の仕事は似ていると思う。特に「あちらを立てればこちらが立たず」的な人間関係のあり方が。ヘルパーさん向けのアドバイスが、わたしの心の中の箴言《しんげん》袋(?)にたくさん入っているのはそのためだったのだ。

人間関係だけでなく具体的な作業内容も、障害者や高齢者などの身の回りの世話をする職種であるホームヘルパーと、編集という仕事には近いものがある。だからここから「ケアと編集」というテーマにまっすぐ入っていくこともできるのだが、冒頭に書いたようにこの本では、「サザエさん」に登場する編集者、ノリスケおじさんが伊佐坂先生のお世話をするような文脈で「ケアと編集」を考えたいわけではない。

なので、あえて少し迂回しておきたい。ケアと編集のあいだに「社交」を入れてみるのだ。

社交するために社交する

二〇二〇年に亡くなった評論家の山崎正和さんに、『社交する人間』(中公文庫)という著書がある。社交も大事だよねという本ではなく、社交するのが人間だ、という本だ。人間は社会的動物と定義されるが、この「社会」に具体的な顔と名前を差し込めば、社会とは人交わり、すなわち「社交」となる。

ちなみに英語のsocialを一律に「社会」と訳すのは間違いの素で、たとえばアメリカ精神医学会の診断基準(DSM：Diagnostic and Statistical Manual of Mental Disorders)に載っている「SAD：Social Anxiety Disorder」は少し前まで「社会不安障害」と訳されていた。この字面を眺めると、大きなテロが起きるのではないかと心配で街なかに出られない……なんていう不安かと思うけれど、そうではない。「人前に出るとうまくしゃべれないのではないか」というような対人関係をベースにした不安である。だから数年前からは「社交不安障害」と訳されるようになった。つまりこの「ソーシャル」はソーシャルダンスのそれである。ひとりで踊るのではなく相手ありのダンスということ。

さて山崎さんは、「社交は何かを為すための手段ではない」と力説している。ただ社交するために社交するのだと。さらに、続く文章を読んでわたしはびっくりしてしまった。そうした自己目的(社交のために社交する)に奉仕するために、各種の「礼儀作法」があるとさえ言うのだ。つまり作法とは、社交という時間を終わらせないように、あるいはできるだけ長く引き伸ばすために置かれた「人為的な障害」なのだと。

社交にはいちおうの目的は共有されているが、その達成を熱狂的に追求することはない、と山崎さんは言う。技を競いつつも、そうした目的よりも達成の「過程」に重点が置かれる。この「逆転」のための転轍機《てんてつき》が礼儀作法である。

この逆転を起こさせる仕掛けが礼儀作法であって、これが社交の行動に定式を与えるとともに、それから効率的な実用性を奪う。それは行動のすべてが目的に収斂することを妨げ、そのことによって過程を充実させて、始めと中と終わりのある完結性をもたらす。

（『社交する人間』四〇頁）

作法という、大仰で、時間ばかりかかって、しち面倒くさい「障害」がなくなったら、社交によってなんらかの生産物が産出されたり、なにがしかの結果が出てしまうではないか。そうなったら楽しい社交の時間は終わってしまう、と彼は言う。

ここはうっかり通り過ぎてしまうようなところだけど、よく考えるとふしぎな話だ。特にコスパとかタイパとかを本気で言っている人には信じられないだろう。タイパを悪くする、まさにそのためにこそ作法や礼儀や儀式があると言っているのだから。

この社交の話を「ケア」につなげると、あるいは社交とケアを類比的なものと考えると、いろいろ見通しがよくなる。つまり「社交するために社交する」のと同様に「ケアするためにケアする」と言い切る道もまたあるのではないだろうか。

こう考えるのには理由がある。

多くの福祉や医療の関係者は「そのケアをすることによって何がもたらされるのか」という問いに答えようとして、あれこれ考えさせられているからだ。特にケアを近代的な科学として語りたい、あるいは科学的に語らないと関係省庁がお金を出してくれない、的な事情にある人はその問いを真正直から引き受ける傾向があると思う。

もちろんそれはそれで必要なことだが、そればかりに飲み込まれるのはどうかなという思いがわたしにはある。ケアをすることによって得られること、すなわちケアの効用について語ることと、ケアの価値について語ることは別のことではないだろうか。

そもそも「〇〇は××のためにある」といった目的論は、ときに据わりの悪い感触がある。〇〇それ自体の価値ではなく、××を実現するための効用においてのみ、その価値を語っているわけだから。特にその〇〇が自分のことを指しているとしたら、謙虚というより倒錯している。

対話するために対話する

「社交するために社交する」で思い出したのだが、前章の最後に述べたオープンダイアローグでは「対話するために対話する」といわれる。対話の目的は――患者を治したり周囲との関係を直したりするためではなく――あくまで対話である、と。もちろん結果として回復はあるかもしれないが、それは対話の「副作用」としてたまたま起こるにすぎない。オープンダイアローグではこのスタンスが堅持される。

治癒を目的とした途端、対話はそのための手段に成り下がる。患者もまた、治療者の対話技術がそこで像を結ぶ一枚のスクリーンに成り下がる。対話をするというのはなにより、対話という構造の渦中に自分や相手が巻き込まれてしまう体験であるはずで、だとすれば「対話によって何かを為す」という能動的なスタンスをとった時点で、それは対話ではなくなる。

「こころ」とか「精神」といったものは、こうした手段化・対象化に敏感に抗うものらしい。むしろ先の見えない道を共にする、言い換えれば、ある程度のリスクを共有することも厭わないというスタンスなしには、お互いは通じ合えないということなのだ。

おそらくここで重要なのは「スタンス」という言葉だと思う。「心構え」という程度の、前提あるいは形式だ。具体的な方法ではないのだ。もちろん結果や内容でもないし、目的でもない。少なくとも目的達成を至上命題にして、「死なばもろとも」とか「一蓮托生」といったプロセス無視を導き出してしまうような考え方とは真逆のものだ。そうした目的論的追い込みが、「道を共にする」ことを阻んでいる。

このスタンスとは、具体的には「最初の一振り」みたいなことだと思う。たとえば前章で紹介した向谷地さんの「ちょっと信じる」「先に軽く信じる」のようなことだ（八一頁「「信」をめぐって」の項参照）。ポケットからひょいと先に出すことによって、お互いのあいだに新しく「信」がむくむくと生成してくるという、あの最初の一振りである。

過程に内在するための工夫

「社交するために社交する」も「対話するために対話する」も、社交であれ対話であれ、その最大の果実は「目的」ではなく「過程」にあることを強調している。とはいえ社交も対話も、放っておくと「何かのために」という構文に吸い寄せられてしまい、その時点で社交や対話から放り出されてしまう。

だからこそ社交には、すぐに結果にたどりつかないように、さまざまな礼儀作法があるということはすでに述べた。同様にオープンダイアローグにもいくつかのルールがある。なかでももっとも儀礼的というか小芝居的なのが、先に紹介したリフレクティングという技法だ。目の前にいるクライアントがそこにいないという設定で、スタッフ同士が感想を述べ合うあれだ。こうした不自然な儀式やルールに手足を縛られることによって、結果として、社交や対話の時間にとどまることができる。

こうして社交も対話も自己目的化される。自己目的化というと「みずからの行為に対する批判力を失った」といった悪い意味で使われることが通例だが、一方でそれは、行為に内在し、過程を味わいつくすための言葉でもある。そこでは過程は結果に従属しない。こうして対話そのものをじっくり味わい、体験することによってのみ、ときに結果として回復がやってくる(こともある)。

対話の自己目的化とはどういうことか、もう少し具体的に紹介しよう。

オープンダイアローグを日本に紹介し、現在は大学を早期退職して新しいオープンダイアローグ用のクリニック(つくばダイアローグハウス)まで開業してしまった斎藤環さんの『まんがやってみたくなるオープンダイアローグ』にはこんなことが書かれている(同書六五・六六頁)。

ただひたすら対話のための対話を続けていく。できれば対話を深めたり広げたりして、

> とにかく続いていくことを大事にする。そうすると、一種の副産物、〝オマケ〟として、勝手に変化(≒改善、治癒)が起こってしまう。

そんなうまい話があるのか、と思っていると斎藤さんは追い打ちをかける。

> 　裏返して言えば「対話というのは続いてさえいればなんとかなるものだ」――これがオープンダイアローグの肝だと私は思っています。これはこの言葉どおり捉えていただいてかまいません。対話を続けてさえいればなんとかなる。続かなくなったらヤバいかも、ということです。

そして続く一文に、このオープンダイアローグ本の原稿整理をしていたわたしは思わず笑ってしまった。まるでべてるの家で日々繰り広げられている会話を見てきたようだったから。

> 　対話を長く続けるためには大事な心得は、「大事な話ばかりしないこと」です。大事な話をすると終わっちゃいますからね、対話が。

べてるの家の昆布の袋詰め作業をする部屋には、こんな標語が貼ってある。
「手を動かすより口を動かせ」
たしかに大事な話しかしちゃいけなかったら、誰の口も動かないだろうからね。

二〇年以上前の潔さんの言葉

わたしが最初にかかわったべてる本、『べてるの家の「非」援助論』に印象深いマンガが載っている（次頁参照）。スタッフの鈴木裕子さんが、べてるであった事件を描いているのだが、そこにメンバーの早坂潔さんがこう言う場面がある。

べてるでは「問題だらけ」がまん中にあってミーティングをする
そして「ミーティングなんかで解決しない」
そこがいいんだわ
（『べてるの家の「非」援助論』二二頁）

この本が出たのは二〇〇二年。当時、潔さんのこの言葉はただの「おもしろ話」として流通していたと思う。まーなんだかんだあっても話し合えば解決するよね、となると思いきや、「ミーティングなんかで解決しない」と断言し、なおかつ「そこがいいんだわ」と結論づける。いかにもべてるらしい脱力的笑い話だし、実際わたしもその文脈でこのマンガを紹介していた。

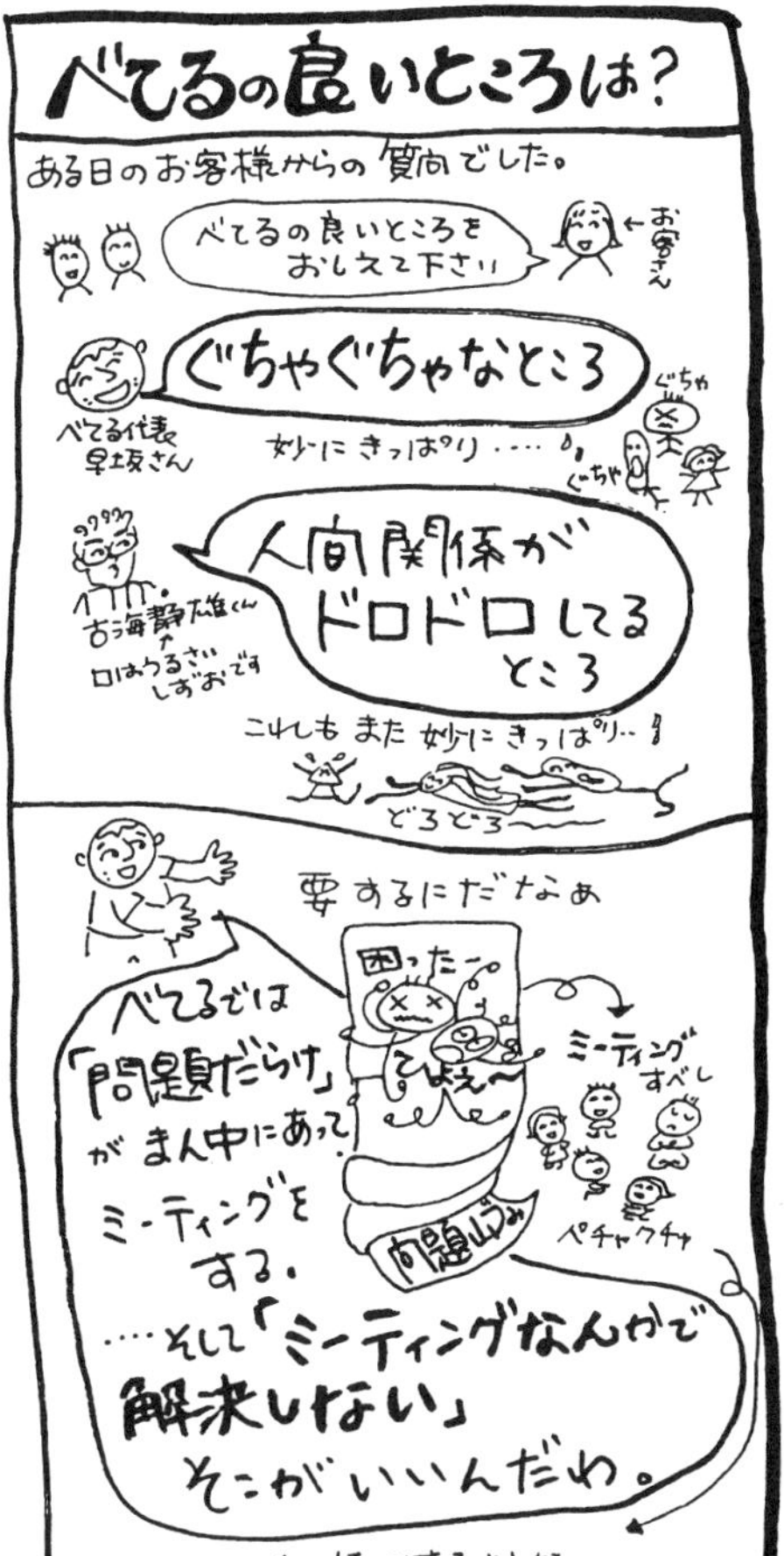
べてるの良いところは?
ある日のお客様からの質問でした。
べてるの良いところをおしえて下さい
お客さん
ぐちゃぐちゃなところ
べてる代表 早坂さん
妙にきっぱり……
ぐちゃ
ぐちゃ
人間関係がドロドロしてるところ
古海静雄くん
口はうるさいしずおです
これもまた妙にきっぱり…
どろどろ
要するにだなあ
困ったー
ひょえ〜
ミーティングすべし
ペチャクチャ
べてるでは「問題だらけ」がまん中にあってミーティングをする。
……そして「ミーティングなんかで解決しない」そこがいいんだわ。
なんだか、ほっとするような……
それも気のせいのような……
わいわい
なかなか解決しないのに和やかなムードになってゆくべてるミーティング。でした。

それから二〇年。フィンランドの一病院ではじまった「オープンダイアローグ」が日本にやってくると、この潔さんの言っている意味が、鈍いわたしにもやっとわかってきたのだった。一言でいえば、話す内容ではなく、話している行為そのものに価値があるということだ。話すという行為を続けているうちに、当初問題とされていたこと自体が変容してきたり、それを問うことの意味がなくなったり、どうでもよくなったりする。要するに、問題は「解決しないけれど解消してしまった」という状態がしばしばやってくるのだ。

2　消費と浪費と水中毒

哲学者の國分功一郎さんは『暇と退屈の倫理学』(新潮文庫)で、ジャン・ボードリヤールの言う「消費」と「浪費」の違いを、「いかに贅沢を取り戻すか」という文脈で説明している。必要を超えた支出である「浪費」は満足をもたらす。なぜなら物を受け取ることには限界があるからだ。満腹を超えて食べることはできないし、一度にたくさんの服を着ることもできない。しかし「消費」は、物に与えられた概念や意味を取り込むという観念的行為だから限界がない。満足がないから「さらにさらに」とドライブがかかるのだと國分さんは言う。

簡単にいえば、浪費は物自体を受け取るが、消費はその記号を取り込むことによって別の何かを手に入れようとしているということだろう。「うまいものをたらふく食べる」のは浪費だが、「ブランドもののバッグを手に入れる」ことは消費だ。とすると、浪費とはそれ自体を「目的」とすることであり、消費とはそれを「手段」とすることである。

過食嘔吐の記憶

消費と違って浪費は、身体全体でそれを味わうことであり、したがって幸いなことに、やがて限界がやってくる――。この話を國分さんに聞いた熊谷晋一郎さんは、みずからも一時期陥った過食嘔吐のことを思い出したという。たとえ過食のときであっても、それは何かをインプットしているわけではなかった。食物を口に次々放り込むことによって、エネルギーを大量にアウトプットしていたのだと。

脳性まひ児だった熊谷さんは、物心がつく頃から十代の半ばまで、毎日濃厚なリハビリを受けていた。それはときにバットでつつかれたりする、スパルタといってもいい厳しさだった。これまで見聞きしてきた健常な運動イメージを懸命に想起しながら、自分自身が繰り出す運動を自己監視しつづける。しかしそうやって緊張すればするほど、かえってイメージから外れた運動を繰り出してしまう。やがて「自分を監視する自分をさらに監視する自分をさらに監視する……」というグルグルとした無限回路に重くのしかかられてくる。

訓練が終わると、食事の時間だ。私は、我を忘れて食べた。食べている間は、グルグルを振り払うことができた。監視によってあらゆる運動をせき止められ、出口を失ったグルグルのエネルギーを、「食べる」という行為で発散している感覚だ。それは、怒りとも、喜びともつかない忘我の恍惚。きっと、多飲症の人が水を飲み続ける時というのは、同じような状態なんじゃないだろうか、と思う。食事中に茶碗の持ち方などを注意されると無性にイライラとし、ある時などは怒って茶碗をわざとひっくり返した。それに怒った父親が、私を抱えて暗い部屋にほおり投げ、私はそこで悔しさのあまり、大声で何時間も泣き続けた。

(『精神看護』二〇一〇年七月号、一一五頁)

すばらしい文章なのでもう少し引用を続けてしまおう。

爆発的な過食をした後というのは、一気に正気に戻る。そして、またあの自己監視のグルグルが舞い戻ってくる。「みっともなく食べ散らかし、ぶくぶくと肥っていく自分」を責める自分が生まれるのだ。そしてそのグルグルが再び一線を越えると、今度は食べた物を残らず吐き出し始めるのである。

（同誌一一五・一一六頁）

「浪費」としての飲水へ

ここで引用したのは、『多飲症・水中毒』（川上宏人・松浦好徳編）という専門書に対する熊谷さんの長大書評「「グルグル」と「爆発」をめぐる考察」の一部である。

多飲症や水中毒というふしぎな病名は、精神科関係者以外の人は聞いたことがないだろう。おそらくは精神科薬の副作用で水を飲むことがやめられなくなり、最悪の場合、電解質異常で亡くなってしまうという恐ろしい病態である。

そうした専門書を、まったくの畑違いの小児科医の熊谷さんが書評するのもおもしろいが、逆に畑違いであることによって、ある種の普遍的な事実もまた表現されていると思う。この場合なら、体内にエネルギーの源をインプットする食べるという行為が、その外見とは逆にエネルギーをアウトプットする行為となりうるという事実が、である。それは前記の國分さんの言葉でいえば、食べることが「浪費」から「消費」に、つまり目的から手段に移行することであり、熊谷さんの文章はそのプロセスを活写していると思う。

さて、消費と浪費の話だった。

熊谷さんが書評したこの『多飲症・水中毒』は、まさに「消費」となってしまった水を飲むという行為を、もう一度「浪費」に戻すことによって回復をうながすという、かつてない手法を開発した精神科病院(山梨県立北病院)の実践記録だ。

先に書いたように、多飲症・水中毒になると水を飲むのがやめられなくなり、やがて電解質異常によって亡くなることもある。そうならないように精神科スタッフは、蛇口から水道栓を引き抜いて勝手に水を飲めないようにしたり、トイレの水を飲まないようにレバーを紐で縛って水が流れないようにしたりさえする。

しかしこの病院では、それとはまったく逆の試みをした。すなわちナースステーションにきれいなポットとコップを置き、隠れることなく、みんなの前でゆっくりと水を味わってもらう。先の言い方を使えば、水飲みを、エネルギーを「アウトプット」するための手段にせず、水そのものを味わう、つまり水を真に「インプット」してもらう。すると患者さんは満足を覚え、水への渇望がやがてなくなっていくのだという。

ちなみにナースステーションでなら「水を味わえる」理由を、「周囲の人間から承認されたから渇望がなくなった」というように人間関係の文脈で理解する向きもあるが、そうではないだろう。ナースステーションで飲むことは「飲水が禁止されていない」ことを明示する以上の意味はない。ナースステーションからほとばしり出ている「監視」というエネルギーの供給源を絶つために、ある種のセレモニーとしてまさにその場所で正々堂々と水を飲み、一望監視システムを陥落させるのだ。結果としてそこでは、これまでの常態であった「禁止を乗り越えて水を飲む」という快は減衰し、単に飲水の快だけがせり上がってくる。

十全な、今ここでの満足

容易に推測できるように、多飲症・水中毒が命にかかわる重大な問題であるため、飲水制限から逆方向へのシフトにはリスクが伴う。たとえばある看護師はこう書く。

確かに、水中毒発作は患者を生命の危機にさらすので、その予防は患者自身にとっても必要なことです。しかし、それでもまず患者の思いを受け入れ、「安全のために飲ませない」のではなく、「安全に飲んでもらう」ことへと思考を転換することが大切です。
（『多飲症・水中毒』六七頁）

飲ませないだけなら力ずくでできる。実際にいまだにそうした方法が採られている病院は少なくない。しかし、それでは「何のため看護師になったのか」という問いが疼くのだ。

現在、多飲症を理由に隔離・拘束をしている病院が非常に多いと聞きます。私たちの病院でも過去には同じことをしていました。だからこそわかるのですが、隔離・拘束をするとき、私たち看護師の心はジレンマでいっぱいなはずです。しかも多飲行動を止められるのは隔離・拘束をしている間だけで、長期的な改善には結びついていないことに、誰もが気づいていると思います。（同書二七一頁）

十全な、今ここでの満足。これを提供することは看護にとってとても重要なことのように思える。

外力によって無理やり行動を規制するのでもなく、薬物の力で行動を変えてしまうのでもない。そういった外部からの能動的・積極的・操作的なかかわりは短時間で効果が見えやすいが、当人の初発の欲求が無視されるため長続きしないだろう。

むしろ患者本人が持っている初発の欲求＝「傾き」が認められ、それが十全に満たされるとき、おそらく個別の看護師の功績には見えないだろうが、ある種の行動の転換が知らずと患者の身に起きることもあるのではないか。

水を、手段ではなく目的として味わう。

対話を、手段ではなく目的として楽しむ。

それによって何かが変わってくる。「何か」が何なのかは、やってみなければわからない。しかしそれは確実にやってくるという確信だけはある。

おそらくこうした発想と行動こそが、看護を、他の治療やセラピーと分かつ最大のポイントなのだと思う。相手より先に「信」を置くようなこうした取り組みは、事前に「証拠」を求める科学的な取り組みからはかけ離れて見えるだろう。しかし、なにより患者に害を与えないこうした試みは、日常的に実現可能な、人間のふしぎを探求するフロンティアなのだ。

3　今ここわたし

わからないものが複数あったら相互を参照項にして考えると先に書いたが、それとは別に、困ったときにわたしがよくやる方法がもう一つある。当該のものを積極的に定義できないときは、「それは何でないか」を考える。否定的に定義すると、とりあえず考えが進むことがある。「ケア」とは何かがよくわからないから、とりあえずケアの対抗概念として「治療」を思い描いてみる。たとえば注射は、痛いけど将来よくなるという設定で行われる(痛いだけならいじめだよ)。ならば……ここから脳は飛躍をはじめる。要するに治療とは、現在の苦痛と引き替えに未来の安寧を保証するシステムである。だとすれば、未来の善きことのために現在を「手段」にするのが治療なのではないか、と。

治療の逆を行けばよいなら、ケアは未来の安寧を考えるより現在の不快を減らし、現在の快を享受するシステムである。ケアとは、現在を未来の「手段」にしない、つまり社交や対話と同じようにケアは、現在を「目的」とする思想であり行為なのである――とまずは考えてみたい。

「惚れる」の謎

前節で國分功一郎さんの『暇と退屈の倫理学』を紹介したが、その國分さんに〈ケアをひらく〉で書いていただいたのが『中動態の世界』である。

授業で文法を習うと、まず教えられるのが能動態／受動態のセットだ。Aさんから見れば「する」だけど、Bさんから見ると「される」である。Aさんは「殴る」が、Bさんは「殴られる」。

これは簡単だが、たとえば握手だとどうだろう。握手する側と握手される側は結果としてはほとんど同じ感情を味わっているのではないか？　このあたりのグラデーションはいくらでも挙げられておもしろそうだがここでやめておく。むしろ「殴る」という例がわかりやすすぎて特殊な感じもする。

中学ではじめて習った英語の授業では、「be動詞＋過去分詞」で受動態になると教えられて、なんかわかりやすいなと思った記憶がある。同時に、「驚く」がなんで「be surprised at」になるのかがよくわからなかったなぁ。ぼくが驚いているのに、なんで驚かされていると書かなきゃいけないのだろうかと。

こうした対人的な「する／される」を前提とした能動態／受動態の世界の外に、中動態の世界を「発見」したのがこの本である。実際に、能動でも受動でもない言葉はたくさんある。たとえば「惚れる」。能動的に「この人を好きになろう！」と思って好きになるわけでなく、ましてや受動的に「好きにさせられた」わけでもない。ただあるとき、「好き」が我が胸にやってきただけだ。

この「惚れる」は典型的な中動態だが、「能動でも受動でもなく、その間だから中動態」というわけではない。中動態とは端的にいえば、みずからを「座」にして、その行為や感情が実現している様態を表す相である。惚れようと意図したわけでもなく、相手に惚れられたわけでも、無理に惚れさせられたわけでもない。知らぬうちにその気持ちが湧き上がってきたのであって、自分の意志ではコントロールできない事態が「みずからを座にして」実現している。

これとは逆に「他人にその効果が表れる」ような行為を能動態といった。たとえば、AさんがBさんに物を「あげる」と、その物はBさんの下《もと》にあるから能動態だ。

現在の受動態(される)は「みずからを座にして」起こる中動態の一部であったが、やがて「する／される」軸のせり出しによってその態の主人になったらしい。中動態からすればまるで受動態に庇を貸して母屋を取られたようなものである(しかし、ではなぜ中動態は先にあったのに、あたかも後からやってきたように中動態といわれるのか。このあたりの文法歴史ドラマはぜひ『中動態の世界』をお読みください)。

先に紹介した山崎正和さんの『社交する人間』に書かれたことを繰り返せば、社交の外に目的はなく、人はその過程そのものを楽しむ。それを終わらせないために非効率な作法や儀式をつくり出しさえする。要するに社交に参加している者は、未来に何かを為すために現在を過ごしているのではなく、かといって無理やり参加させられているのでもなく、その場所で起こるさまざまな何事かを受け取る「座」となっているのである。

すると、こうは言えないだろうか。

社交に参加する人は、する(能動態)でも、される(受動態)でもなく、中動態としてその時を過ごしている。だから楽しいのであり、悲しいのであり、要するに世界を十全に味わっていて、そのとき人はもっとも充実しているのではないか――そんな着想がわたしのもとにやってきたので、今こうして原稿を書いているのである(わたしは今このアイデアの「座」になっている!)。

精神科病院に入院している患者が退院したいと言うとする。スタッフは「じゃあ挨拶ができるようになってからね」と言い、SST(生活技能訓練)をはじめる。それまでただ受動的に入院生活を送っていた人に、自分から他者に挨拶できるような能動的な能力が涵養される。そうした準備期間ののち、晴れて立派な主体として本番を迎えられる――退院して地域で暮らせる

――という設定なのだろう。

しかし本当にそうだろうか？

挨拶ができる能力をつける前に、そもそも皆の前に現れなければ挨拶をする機会は得られないではないか。未知の人と出会い、その中でたまたま既知の人と出会う状況がなければ、「挨拶がみずからのうちから湧き上がってくる」こともないではないか。

能動的な行為の前に、世界を感受できる主体が再生していなければ何ごともはじまらない、のだと思う。すると精神科の患者さんの受難はこうなる。まずは入院して受動態を強制され、ついで退院間近になって能動態を強制される。そこでは一貫して「中動態的な行為の座」を奪われているのではないだろうか。これは学校でも刑務所でも、全国の津々浦々で(何の悪意もなく)起きている事態ではないか。

すでに本番は、はじまっている

だからケア提供者とは、未来に奉仕するような貧しい「現在」ではなく、今すでにここにある豊かな「現在」に働きかける人である。「もう本番は、はじまっているのだ」と宣言して、今ここにある快を十全に享受できるように状況を設定する人である。

そもそも準備という名の抑圧があると思う。

ずいぶん昔に知り合いの病棟勤務の看護師に聞いた話だ。だからもしかして退院促進が課題となっている現在ではピンとこない話かもしれないが、書いてみる。

ある患者さんが退院したいと言ってきた。ではさっそく心理スタッフが面接をしましょうということになった。そこで微に入り細にわたりあれこれ聞く。「本当に料理ができる?」「ひとりで就職試験受けられる?」「さみしくなったらどうするの?」

退院したいという意志を再確認していただけなのかもしれない。しかしそうやって問いつめられていくうちに、退院を思いついた患者さんは「すみません。ぼくにはまだ力が足りません。もっと力をつけてから退院します」と言って、すごすごと病室に帰っていった……とその看護師は憤慨していた。

長期入院などしてたら、外でやる自信なんて出るはずがないだろう。それでも一念発起して退院したいと言ったのに、その腰を折るのはどうなんだろう。もちろんこの心理スタッフは意地悪なんかではまったくなく、ただ心配なだけだ。そこにこそ、この話のむずかしさがある。

もう一つ個人的な事情だが、「準備」といったことへの不信感がわたしにはある。吃音者は準備をすればするほどそのときの緊張感が高まって固まってしまうことはすでに書いた。だからこそ、犬の調教法(リーダーウォーク)でも何でも使って「準備していてもあたかも準備していない風」を装ったりする。そんなオリジナルの対処法を編み出してまで、「準備」という名の抑圧をやり過ごしているのだ。

リスクとワクワク

準備すること自体が新しい旅立ちへの阻害となる。ならばどうしたらいいか。

わたしだったら、こんな人がスタッフだったら救われる。たとえば、退院したいと言われたら「そうか」と言ってアパートを借りに一緒に不動産屋に向かう人。そこには当然リスクもあるが、そのリスクをちょっと背負ってくれて、さらにいえば、そのリスクがワクワクに変わっていく姿を見せてくれる人。そんな魔法体験の共有こそが、世界を我が身に取り戻すチャンスではないか。

そこには善きにつけ悪しきにつけ、あらゆる可能性(と危険性)が秘められた「現在」が埋め込まれているはずだ。その生き生きとした状況を受け取る座にその人がなっていれば、わざわざ「将来」とか「準備」とか、頭の中でつくった貧しい語彙のうちにみずからを閉じ込める必要はない。

4 ナイチンゲールを真に受ける

ここまで「現在」を「未来」の手段にすることなく、現在そのものを味わうことの可能性について考えてきた。ここでナイチンゲールに登場してもらいたくなってきた。

彼女には大きくかけ離れた二つの像がある。クリミア戦争で粉骨砕身して兵士たちを救った「白衣の天使」像と、戦後も含めて統計学を駆使して英国民を動かしたという「知的近代人」という像だ。

それぞれを強く推す人がいて、その二極化は著しい。そこへ政治学者の栗原康さんは『超人ナイチンゲール』で、そのどちらにも属さない「神秘主義者としてのナイチンゲール」という像を出してくれた。

神秘主義というと物騒な感じがするが、「神と一体化する思想」といってもいいと思う。ふつう宗教者は「神のしもべ」として自己定義するのだが、なにしろナイチンゲールは神と一体化しているのだから、怖いものはない。その文脈でこそ、栗原さんが専門にしているアナキズム、すなわち「無支配の思想」とつながってくるのである。……やっぱり物騒か。

生体は善き方向に進む

ナイチンゲールに「病気は回復の一過程である」というふしぎな言葉がある。有名な『看護覚え書』（湯槇ます他訳、現代社）は次の一文ではじまる。

すべての病気は、その経過のどの時期をとっても、程度の差こそあれ、その性質は回復過程であって、必ずしも苦痛をともなうものではない。つまり病気とは、毒されたり衰えたりする過程を癒そうとする自然の努力の現われであり、それは何週間も何カ月も、ときには何年も以前から気づかれずに始まっていて、このように進んできた以前からの過程の、そのときどきの結果として現われたのが病気という現象なのである。

（『看護覚え書』一三頁）

いろいろな解釈があるのだろうが、わたしが衝撃を受けるのは、「生体というものは基本的に善き方向に進むようにつくられている」という信念の強さだ。これを批判することはたやすい。じゃあ治療しなくてもいいんか、とか言われそうである。そんな非科学的な……という声だってすぐに聞こえてきそうだ。

しかし、このナイチンゲールの言葉を「真に受ける」道もあるのではないか。たとえば、人はさまざまな病気になる。原因はよくわからない。ナイチンゲールの時代は医学が進んでいなかったからわからなかった、のではない。現代はそれより医学が進んでいるにもかかわらず、「原因のわからない」病気はさらに増えているはずだ。「わかればわかるほどわからなくなる」のが近代科学というシステムが持つ宿命である。

しかしそのときに、「生体はとにかく回復の方向に向かっているが、それを邪魔する要素が多くてうまく回復に至れない」と考えてみる。すると換気や食事や睡眠などその人が快適に過ごせるように環境を整えることによって、本来持っている自然回復力を賦活すればいい、となる。

ん？　なんか聞いたことあるな。コロナ禍でやったのは結局そういうことだ。ウイルスの感染可能性を減らすためにマスクをしたり手を洗ったりする。換気をする。外出しない。よく食べてよく寝る。ナイチンゲールの時代とやっていることは変わらない。

本来治りやすい病気である

精神科医の中井久夫さんが『こんなとき私はどうしてきたか』で「統合失調症は本来治りやすい病気であるが、それを邪魔する要素が多すぎる」と書いているのを読んで、ナイチンゲールが言っていたのはこのことか！ と腑に落ちた覚えがある。

「本来治りやすい」という初期設定は、精神科の場合は特に重要だと思う。傷心の当人を絶望から救うし、なによりそれは、あらゆる回復を阻害する要素のうちでもっともタチの悪い「治療者の悲観症」を治してくれるからだ。

認知症高齢者が施設に入った途端に問題行動を起こしたとしたら、それは当人が施設の意味を把握できなくて、ただ監禁されているから当然逃げようとして暴れているのだ、と考えてみたらどうか。

依存症界隈には「自己治療仮説」という考え方があるが、酒や薬物に溺れるのはそれよりつらい現状から逃れるために、自分で自分を癒すためにやっていることなのだ、と考えてみたらどうか。

こう書くと、なんかきれいごとを言っているのではないかと、自分でもちょっと気恥ずかしくなる部分がある。しかしいつもふしぎに思うのは、わたしもふくめて、「きれいなことは役に立たない」となぜ思い込んでいるのだろう。きれいであろうが汚いであろうが、具体的に効けばいいのであって、つまり「きれいごとかどうか」を問うこと自体が臨床的ではないんじゃないかと思う。

ここで最高のきれいごとを記しておく。

患者にたいするときは、どこかで患者の「深いところでのまともさ」を信じる気持ちが治療的である。信じられなければ「念じる」だけでよい。それは治療者の表情にあらわれ、患者によい影響を与え、治療者も楽になる。

（中井久夫・山口直彦『看護のための精神医学 第二版』一四二頁）

べてるの家の向谷地さんが言った「先に信じる」に通じるものがあると思う。「信」の重さに挫けそうな人に対して向谷地さんは、「口先だけで尊重することです。「言ってしまえば勝ち」というラフな感覚で」とハードルを下げてくれたが、中井久夫さんは「信じられなければ「念じる」だけでよい」と別の言い方でさらにハードルを下げてくれる。

なぜふたりが同じことを言うかといえば、実際に効果があるからだろう。特に中井さんの言う「治療者も楽になる」がポイントだと思う。きれいごとを言うことによって自分が楽になる。その楽が相手に伝わる。これは対人関係の極意でもあるだろう。

ケアの現場に限らず、編集であれ何であれ、少なくともわたしはこのスタンスで物事をはじめたいと思っている。技法うんぬんより「どういう態度設定で人や問題と出会うか」に実際の現場は左右される。先に信じて接するのと、「こいつは俺に嘘をついているかもしれない」と思って接するのでは、歯車の回る方向が真逆になるからである。

これは倫理の問題ではなく効果の問題だ。あるいはこう言い直してもいい。倫理的なことがもっとも効果的である。少なくともそう先に信じてしまう。

ケアと痛み止め

「病気は回復の一過程である」と述べるナイチンゲールは、生体の自然治癒力を信頼していた。これは、薬や手術などの人工的な介入によって病巣を叩く「キュア＝治療」の思想とは対極をなす。そのせいなのか、ケアに近い人はたとえば「痛み止め」を嫌う人が多い印象がある。

わたしの知り合いのカウンセラーがひどい腰痛に悩まされていた。西洋医学から東洋医学までさまざまな病院を渡り歩いたが、結局いちばんよかったのはペインクリニックで、痛み止めの麻酔を定期的に注射しているうちに痛みはおさまってきた。

そのカウンセラーによると、鍼灸や整体の名人と言われる人ほど「この痛みの真の原因は……」という語り方をするらしい。外部にあらわれた痛みに対処するのではダメで、真の原因をなくさなければ、と。その人たちの治療はまったく効果のない場合もそれなりに効果的だった場合もあったが、いずれにせよペインクリニックには及ばなかった。

わたしが「痛み止めって一時しのぎな気がするけれど、なんでそのうちに治ったんでしょうね」と問うと、カウンセラーはこう答えた。

「結局、痛みを止めているうちに、体が自分で勝手に調整してくれるんじゃない？」

こういう話は一般化するとあぶない部分も多いのだが、とても興味深かったのでよく覚えている。「原因追及よりもその場の問題に対処する」という意味でケアの発想に近かった東洋医学系の人が「真の原因を叩く」という近代的な医学言説に近づいてくる。その一方で、麻酔薬を扱うペインクリニックの医師が逆に生体の回復力を信頼し、生体の力が発揮できる時間をかせぐために一時的な痛み止めを打つ。そんな構図になっているからだ。

わたしは思うのだが、「原因をなくさなければ永遠に回復は訪れない」という思い込みは、人間を限りなく機械のような無生物にたとえている。しかし生きているとは、インプットとアウトプットが絶えずなされて止まらない、それ自体きわめて動的なプロセスだ。よく言われる「くさいニオイはもとから断たなきゃダメ」という類のセリフも、同じような原因と結果の単線モデルでしかないとわたしは思う。

「治さなきゃ治らない」といったことを言いたがる人たちは、じつは人を改変したいという欲望に負けているだけではないか。すでにある現在を否定して、さらに善きものに改変したいという欲望は現代では社会的に正当化されているだけに、なかなか治らない病である。

俺はすでにして完全

「本来的に善き方向に向かおうとしているが、それを邪魔している要素があるからうまくいかない」というケア論的な初期設定は、この〝改変病〟とは反対の立場だ。まず第一にその当事者に「信」を送っているし、「一緒にその邪魔を除去しよう」という共闘のポジションもとりやすくなる。これはケアの現場だけでなく、あらゆる場所で使える方法だとわたしは思う。

『坂口恭平　躁鬱日記』を書いていただいた建築家であり作家であり画家である坂口恭平さんと以前、電話で話しているとき、文脈は忘れたがこんなことを言っていた。

「俺はさあ、ひとつも変わろうと思ってないよ。治ろうとか成長しようとか。もう今で完全なんだよね」と。

そのとき、痺れるような感動がやってきた。多くの人はもっと謙虚に(笑)、今より少しでもよくなろう、病気だったら治そう、成長しようとか言うはずなのに、彼は今がすでにして完全で、その発現を邪魔するものは払いのけるにしても、成長しようとかまったく思っていないと。

この「すでにして完全」という発想をたとえば教育現場に持っていったらどうなるか。今がゼロだからせっせとノウハウを積み上げて、やがて社会に出ても恥ずかしくない人間に成長しなければならない、という方向にはいかないだろう。すでにして完全なのに、現実にうまくやっていけないとしたら、その完全の発現を邪魔する要素があるわけだから、それを探して払いのけよう。同時に、その生徒に隠されている完全さを探して、それを強調しようとするのではないか。

編集の仕事をしていると、このあたりがキモだという気がする。

ありうべきモデルに当てはめようとすると、どうしてもその著者や原稿の不足しか見えてこない。それを手直ししていく編集も、もちろんある。実際に時間を掛けてやっているのはそちらかもしれない。

だけど、なんか「それじゃない」感が激しくある。その人の傾きは傾きとして、傾きを正す方向じゃなくて、むしろその傾きを強調することによって、逆に魅力にしてしまうような方法。こうして「そのものが魅力になるような背景をどう整えるか」という向谷地さんの仕事が模範になってくるわけだ。

Ⅳ　ケアが発見する

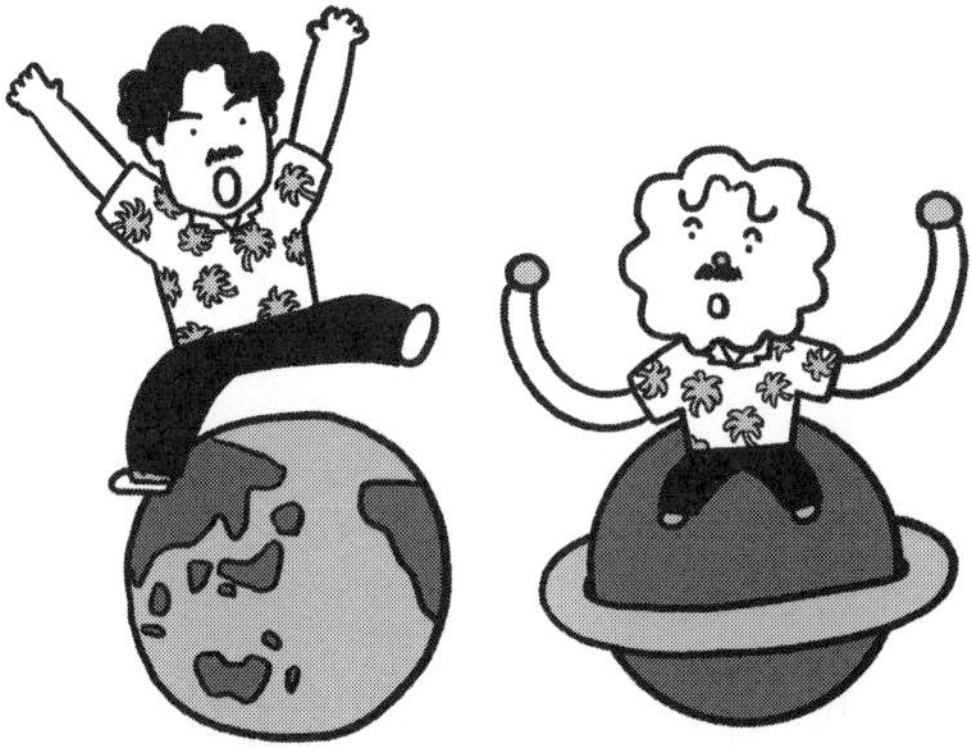

1　原因に遡らない思考

ケアに関心を向けていると、じつにさまざまな発見の旅に連れ出されてしまう。そんな過激な旅をそそのかす引率者は、これまで支援の現場で日の当たる場所にいなかった「依存症（アディクション）」と「発達障害」である。

まずは本書でもたびたび登場し、依存症支援の歴史が長いべてるの家でつい最近行われたある実験（？）の話からはじめてみたい。

因果論から構成論へ

以前、向谷地さんと話しているとき、「今度、発達障害の構成論的研究をする」と聞いたことがあった。構成論とは向谷地さんによると、原因を究明して解決策を探るという因果論的な発想では太刀打ちできない複雑系の領域に立ち向かうために生まれた研究手法、らしい。原因を追究しないで何を追究するかというと「何をどうつくったら、それがうまくいくか」を探る方法だという。

すぐにはピンとこなかったが、それを日本有数のロボット研究者たちと一緒にやると聞いて腑に落ちた。岡田美智男さんの『弱いロボット』にも、今でいうノートパソコンの概念を生み出したアラン・ケイの「未来を予測する最良な方法は、その未来を発明してしまうことだ(The best way to predict the future is to invent it)」という言葉が紹介されていた。岡田さんたちも「ぐずぐず考えているより、つくってしまうほうが早い」というノリでさまざまなロボットを開発していった。

研究室でこれまでのデータを分析してメカニズムを探り出し、その法則を使って新しい開発に向かうという方法もあるだろうが、現実の世界でとりあえずロボットをつくってみて、動かすことによっていろいろな発見があるはず、という発想はダイナミックで爽やかでさえある。ロボットは「外部入力とそれへの対処」という基本設定でつくられている。ならば頭の中で外部をシミュレーションするよりも、実際の外部入力が得られる「現実」の場にロボットを置いたほうが情報の質は高いはずだ。

この構成論は、向谷地さんのいうように因果論と対比して理解するとわかりやすい。現時点から過去に遡って原因を探る作業(=因果論)と、現時点から未来に向かって何かをつくり上げていく作業(=構成論)の違い。つまり過去に戻る因果論と、未来に進む構成論では、時間の流れが逆なのだ(ちなみに前章で「将来の善きことという目標のために、現在を手段にするようなことはやめよう」と未来志向を否定的に書いたが、それと今書いた構成論推しは矛盾しないのか？　矛盾しない。現在を手段にするような目的論は、一見未来に進んでいるようだが、未来という視点から現在を振り返っている。立っている場所は未来であるにしても、時間の流れは過去へと向かっている)。

結局、過去を振り返る因果論は「既知」に回収されるけれど、未来に向かう構成論は、「未知」を発見できる。ただし何が起こるかわからないというリスクと偶然性に覆われているから、同行者が必要だ。わたしのイメージでは、この同行者こそが「ケアする人」である。

幻視・幻聴を聞きまくってデータ収集

このままでは抽象的でわかりにくいと思うので、具体的な例で考えてみたい。

『精神看護』二〇二五年一月号に、ＶＲ／ＡＲ技術を使って幻視・幻聴体験を再現する、という興味深い論文が載っている。「共同創造から共同妄想へ」というタイトルで、著者は東京大学大学院情報学環助教の畑田裕二さん。

ＶＲ(Virtual Reality)もＡＲ(Augmented Reality)も、ヘッドマウントディスプレイを使って

現実を「編集」する同類の技術である。もともとアバター（バーチャル世界における身体）などを使って、ふだんと異なる体験をすることによって認知や行動がどう変化するかに興味のあった畑田さんは、べてるの家に相談して、彼らの幻視・幻聴をＶＲ／ＡＲ技術で再現してみようと思い立った。

畑田さんはさっそく、べてるの家にＺｏｏｍでの取材を申し込んだ。なにしろ「幻覚&妄想大会」など型破りなイベントをするべてるだから、快く協力してくれた。

ところで幻視・幻聴を再現するためには、詳細に情報収集しなければならない。色は？　大きさは？　動きは？　数値化できるような体験でないにしても、パラメーターを無理やりにでも数値化しないと実装できないため畑田さんはしつこく聞いた。幻視の位置関係や透明度を尋ねると、聞かれた協力者のひとり山根耕平さんは「そんなことは今まで気にしたことはなかった」と言ったという。

その後、畑田さんらのグループは実際に北海道・浦河に出向き、発表会を行った。どんな反応をされるか不安もあったが、特に物語系（後述）の当事者たちは驚くほどあっさりと「かなり近い」「こんな感じ」と答えてくれた。どうやら幻視・幻聴体験には静的な「正解」があるわけでなく、他者との関係の中で生き物のように変化していく、共同制作的な部分があるらしいのだ。

「聞くと固定化してしまうから幻覚妄想については聞いてはいけない」というのが長い間の精神科医療の風習だった（今でも教科書にはそう書いてあるかもしれない）。そんな掟を知らない畑田さんは、当事者がそもそも意識していなかったことまでバリバリ聞いてＶＲ／ＡＲ技術で再現した。さらに畑田さんは前述のとおり、幻覚妄想はじつは固定化したものではなくて、その相手とのあいだに生成する即興的で可塑的なものかもしれない、という仮説にまで至っている。

それについて触れてはならないというお触れの中で、あるいはそれについて語ると薬が増えるという現実的な災厄の中で、当事者は孤独にさせられ、幻覚妄想だけがモンスター化していた可能性も大いにあると思う。実際、この研究の協力者となったＭさんの家族は、ＶＲ／ＡＲ体験を通じてＭさんの経験について自分たちなりの理解を得て安心感を覚え、その後実際にＭさん本人との対話につながったという。

畑田さんは、「当事者の経験がＶＲ／ＡＲによって具現化したことで、当事者の内側にある「未知」に対する不安感が軽減したのだろうが、なぜそれが可能になったのかはまだよくわかっていない」と記している。べてるの家という最強の幻覚リテラシー保持者が集う場所での実験なので安易に一般化できないが、じつに興味深い。

幻覚妄想の社会モデル？

さらにこの研究にはおもしろい発見があった。

幻視・幻聴体験には、見え方や聞こえ方に特徴のある「現象系」と、当事者が大事にしている種々のモチーフをパッケージにしたような「物語系」の二つがあったという。現象系とちがって物語系体験者へのインタビューでは概念的な描写が重視され、色や大きさといった知覚体験にはほとんど触れられなかったらしい。仕方がないので畑田さんは、再現像の包丁に勝手にオーラを付けたり(いいのか？ 笑)など、彼の「妄想」によって補完したという。

それはもう「再現」ではないかもしれない。しかし、「それでも(それだからこそ？)ひらける対話がある。「正しさ」や「正確さ」よりもずっと大事なことがそこにはあるらしい」という畑田さんの感想には、今までべてるの家が長い時間をかけて開発しつづけてきた幻覚妄想への対し方が、十全に溶け込んでいるような気がする。

知らないと再現像がつくれないから、当事者から幻視・幻聴体験を取材する。けれども完璧に知れるわけではないから、ちょっとだけ自分の妄想も振りかけてしまう。そして当事者と一緒に幻覚画像をつくり、それをみんなで見てあれこれ言い合う。

これは突飛なようでいて、じつは当事者研究のメカニズムの核心を突いているとわたしは思う。

すでに述べたように、当事者研究は「他者経由のアイデンティティ」を探る試みである（二二頁参照）。そこでは、自分で見た自分ではなく、仲間と一緒に「自分という他者」をわいわい言いながらつくり上げるような共同行為が行われている。だから自分の妄想まで振りかけてしまう畑田さんのちょっといい加減に見えるこのスタンスは、当事者研究正統派なのである。

再現されたバーチャル像について感想を聞くと、べてるのメンバーからは「驚くほどあっさりと」合格点をもらえた。Ｚｏｏｍで情報収集しただけでつくったものだから畑田さんは拍子抜けしたらしいが、これもよく考えてみるとおもしろい。畑田さんも気づいているように、心理的には大きな圧迫なりリアリティなりを感じていても、幻覚の形状や奥行きなどはじつは曖昧なのだ。むしろそれを誰に語るか、どんな場で語るかによって左右されるような「状況依存」の産物だということがわかる。

これはたとえば、アメリカの人類学者であるターニャ・ラーマン教授らが言う「競争社会のアメリカでは統合失調症を持つ人の幻聴は否定的な内容が多くて、地域の共同性が保たれているインドやガーナでは肯定的な内容が多い」（"Differences in voice-hearing experiences of people with psychosis in the U.S.A., India and Ghana: interview-based study"）という研究ともつながってきそうな話だ。要するに幻覚妄想は、住んでいる地域の文化、そこの人々の言葉や意識に影響されている。ならば、幻覚妄想を変え得るのも周囲の状況だと考えてもおかしくない。

幻覚妄想といえば、何らかの原因が当事者の内部にあるからそれを治療することが先決だという「医療モデル」として把握されるのが常である。しかし今述べたように幻覚妄想は周囲の状況に大いに依存していると考えれば、むしろ幻覚妄想の「社会モデル」という発想が出てきてしかるべきだろう。

医療モデルは、視線をその人の内側に焦点化するが、社会モデルは外側に拡散化する。これを時間という軸に従って言い換えれば、医療モデルはすでにある特定の原因を求めて過去に遡りやすいが、社会モデルは無限にある環境とのセットを考えることになるから、未知＝未来に向かいやすいのではないか。

未知のものは定義上、自分の頭で考えることはできない。だから何かをつくってそれを現実の環境に置いてみる。「何か」は当事者研究でもＶＲ／ＡＲ画像でもなんでもいい。つまり、因果論的ではなく構成論的にやればいい。時間を進めればいいのである。

わたしは思うのだが、ケアというのは「時間を進めること」にかかわってくるのではないだろうか。

エビデンス(証拠)志向が、時間を止めて「どちらが正確か」を競い合っているとしたら、ケア志向では「どちらが時間を進めているか」を測ることになる。人間はしょせん生きなければならないのだから、時間を進めることは、それだけで正しい行いであるとわたしは思っている。

前提を変えること

「アバターセラピー」というものがある。幻聴に苦しむ患者が「幻聴の声の主」だと思う顔をアバター(分身となるキャラクター)でつくり出し、そのアバターと対話できるようにするという治療法だ(治療者が幻聴役をする)。これには比較的強いエビデンスがあって現在注目されている。

畑田裕二さんのべてるの家での試みは、言ってみれば、このアバターセラピーを日常生活場面で行うというものだ。治療者と一対一ではなく、みんなの前でその人の幻視・幻聴体験を聞き、みんなの前でVR／AR技術を使って再現する。アバターセラピーを診察室から解き放ち、社会モデル化したものなのかもしれない。

いずれにせよ、当事者に幻視・幻聴体験の「詳細を聞く」ことからすべてがはじまっていることがポイントだ。とはいえ、ふだんまったく仲間同士の交流のない場所で、同じように詳細に幻覚妄想の中身を聞きまくっていったらどうなるだろう。もちろん当事者の状態によっても違うだろうが、それこそ精神医学の教科書に書いてあるとおり、固定化したり、爆発して暴れたりするかもしれない。

ここからはいくつかのことが発見できる。

一つめ。

たとえば病院という特殊な場で行ったことを、その状況の特殊性に気づかずに普遍化すれば、「幻覚妄想は聞いてはいけない」という規則が出来上がる。同じことをべてるの家で行えば「幻覚妄想は大いに聞いて、孤独にさせないことが大事だ」といった結論に導かれるだろう。しかしそれは母数の圧倒的な少なさによって無視される。あるいは、べてるの家の特殊性が過剰に言挙げされて終わる。

二つめ。

エビデンスとは基本的に、どんな場所でも(誰がやっても)同じ結果が出る確率を問うものだ。つまり場所によって結果が左右されるならエビデンスがないことになる。しかし逆に考えれば、場所さえ変えれば結果は変わるのである。真の問題は「やり方」ではなく「場所」だったのだ。「どんな場所でも」という条件節を先に固定してから考えるから、測れるのは「やり方」だけになる。

三つめ。

エビデンスと同様に、マニュアルというのも「どこでやっても同じような効果があらわれると想定される手順を示したもの」である。ならばまた同じことを言うが、場所のほうを変えればいいのではないだろうか。仲間がたくさんいて、それについて相談したり、笑い合ったりできる場所。そうした場所を先につくればいいのではないか。

四つめ。

ケアというのはもしかして、「やり方」ではなく「場所」を問うことではないだろうか。やり方の前提になる場所を変えること。目に見える〈図〉ではなくその条件である〈地〉を変えること。選択肢を見るのではなく、その選択肢が成立するところの文脈を変えること。

前提を変える。条件を変える。文脈を変える。――これは本書で探求している「編集」という行為そのものである。

2　手を動かすより口を動かせ

前節では情報学研究者の畑田さんの研究を紹介したが、その中で「幻視・幻聴を聞きまくる」とか「自分の妄想も振りかける」と書いた。こうした行為はかつての精神医療、特に統合失調症の治療・ケアの常識からはかけ離れている。患者の話にうっかり乗ってしまうと幻覚妄想を強化してしまうというのが通常の見解であり、せいぜい「そういうこともあるかもねぇ」くらいに軽く返すのが教科書的対応だ。

しかしすでに書いたように、「幻覚&妄想大会」というイベントを組んでしまうほど、べてるの家は違う。だからこそ畑田さんはべてるの家でVR／ARの実験をしたわけだが、では、なぜべてるの家では、精神医療の常識からかけ離れた突飛にしか見えない活動に取り組むことになったのだろうか。

依存症の回復モデル

べてるの家の援助の特徴を大まかにいえば、「依存症で行われていたアプローチを、そのまま統合失調症に適応した」ことではないかと思う。

たとえばアルコール依存症ではＡＡ（Alcoholics Anonymous：アルコール依存症者の匿名の自助グループ）の活動が行われ、医療の外で当事者同士が自分の話をすることで回復していく。そのときの基本ルールが「言いっぱなし、聞きっぱなし」である。あえて応答を禁止することによって、メンバーはただそこに居て「聞いている」だけになる。それによって話者もまた、他のメンバーの反応や評価に向けて話さなくてもよくなる（「これがどれだけ解放的なことか」とわたしに語ってくれた人がいる）。

なぜこれで回復するのかはよくわからない。しかし少なくとも、医者が原因を知っていて、あるいは検査をすることによって原因を確定し、それを除去することによって回復に至るという、身体医療に範をとった普通の「治療モデル」からは大きくかけ離れていることは確かだ。むしろ、こうした普通の治療モデルでは成果が出ないところから、依存症の回復モデルがスタートしたのだ。通常の援助方法の力が尽きたところで新しいやり方が生まれた、というと聞こえはいいが、おそらく「話すくらいしかなかった」のではないかと思う。

これはよく言われる話だが、ヨーロッパの北部、フィンランドのケロプダス病院でオープンダイアローグがはじまったのは一九八四年。北海道の浦河町でべてるの家が創設されたのも同じ一九八四年だ。寒冷の過疎地、先住民族（サーミとアイヌ）の存在、アルコール問題がある等々共通点が多い二つの地域から、同じ時期に申し合わせたように「対話」をベースとした試みがはじまったのは興味深い。

もはや「話すくらいしか方法がない」ところまで追いつめられていた場所で、結果としては『変革は、弱いところ、小さいところ、遠いところから』(清水善晴他著、太郎次郎社エディタス)という本のタイトル通りのことが起こっているのである。

マイノリティの逆襲?

ここで、べてるの家の創設者のひとりである向谷地生良さんの話を聞いてみよう。

二〇二五年の二月に出たばかりの『向谷地さん、幻覚妄想ってどうやって聞いたらいいんですか?』という本で、これもまたタイトル通り、わたしは向谷地さんにいろいろなことをしつこく聞いている(ちなみにこのタイトルには、「幻覚妄想を聞いてもいいのかどうか」迷う時代は過ぎて、「どうやって聞いたらいいか」とその方法を問う時代にすでになっている、という含意があります)。

浦河はアルコール依存症の多い地域であり、断酒会やAAの活動も活発である。しかし精神医療の主流派はやはり統合失調症であり、依存症は別の流れのものとして見られていたらしい。

当時の精神科治療は統合失調症が主流で、依存症者は性格に問題がある人と考えられていた。だから依存症に関心を寄せる精神科医は〝変わり者〟と言われていた時代ですね。〔…〕本家本元である統合失調症の治療モデルと、依存症の回復モデルは基本的に違うんだと考えられていて、「依存症でキャリアを積んだ看護師は、精神科や一般病棟では使い物にならない」とまで言われていましたね。

（『向谷地さん、幻覚妄想ってどうやって聞いたらいいんですか？』七一・七二頁）

そのなかで向谷地さんは、語ることによって回復をしていく依存症当事者たちを見て、「病気が治るというより人間として立ち上がっていくプロセス」を感じ取った。もちろん統合失調症だったら薬の力は小さくない。なにより「話せる」ようになるためには、多くの場合、薬が必要だ。それを前提としつつも、「本流といわれている統合失調症の人たちも依存症の人たちと同じなのでは？」という実感にもとづいた仮説が向谷地さんの中にやってきた。

依存症の人たちの語りの場にいて思ったのは、もしかしたら心の病からの回復は、「つながり」とか「言葉」の獲得と大きな関係があるんじゃないかということです。だから、当時タブー視されていた統合失調症の人も他の病気の人も、もっと依存症のように当事者が語っていいのではないかと考えるようになったわけです。
（同書七三頁）

「話す」ためには他者に通じる言葉が要る。言葉は他者と語彙と文法を共有している。つまり言葉を話しているという時点で、他者とのあいだにすでにして最低限のコミュニティが成り立っているのである。

かつての浦河赤十字病院の精神科部長であり、現在「浦河ひがしまち診療所」の所長である川村敏明さんが以前、「べてるでやっているのは治療じゃなくて日本語教室なんだよね」と言っていたのを思い出す。どうやってしゃべったら伝わるか、どうやって聞いたら理解できるか、べてるのメンバーは日々それを実験しているのだと。だから「手を動かすより口を動かせ」という標語なのだ。

べてるの家に行ってさまざまな物珍しいイベント、当事者研究やミーティングを見聞きし、あるいは雑談などをしていると、なんとはなしにうらやましい感じがしてくるのは、あちこちにそうした移動可能な小さなコミュニティがあるためではないかと思う。そのコミュニティでは、疲れたらすぐに横になったり、黙って離れたり、かなりいい加減なのだ。そこもまた、どんどん積み上がる妙なルールにがんじがらめになっているわたしたちにとっては、うらやましいポイントである。

「ケア論的転回」としてのハームリダクション

依存症の世界では近年「ハームリダクション」という言葉がよく聞かれるようになってきた。ハーム(Harm)とは「害」、リダクション(Reduction)は「減らすこと」、すなわち害を減らすアプローチだ。と、これだけ聞いても何のことかわからないだろう。

たとえば違法薬物への依存対策であれば、それを犯罪として取り締まるのではなく、安全な注射針を行政が用意して感染を防いだり、鎮痛薬のメサドンなど医療用の代替品を使用した維持療法を勧めたりする。アルコール依存対策であれば、以前のように「完全断酒」を目指すのではなく「節酒」的なアプローチも出てきた。完全断酒というハードルの高さが当事者を援助ネットワークから遠ざけていたのかもしれないからである(もっともアルコール依存症者本人に暴力などの問題行動があれば、節酒という「甘い」対策では家族が先に死んでしまう)。

依存症の世界には「底つき」という言葉がある。依存していることを本人が否認している状態から一転して、「もはやこれまで」と現状を受け入れる段階に変わることを言う。あたかもアルコールで満たされたプールで溺れ、ずんずんと沈み込んでいったらプールの底に足がついて、そこから再浮上するようなイメージだ。回復者の体感を表現した言葉なのだと思う。

しかし近年は「底つきを待っていたら当人は命を落としてしまう」と言われるようになってきたらしい。また「以前は、底についたまま死んだ人の姿は水面からは見えなかっただけなんだ」などと言われるようにもなった。要するに、底につく前にちゃんと手を出せと。底つきに至る前に周囲が手を出して「落ち切ることを妨げる」行為は「共依存」と言われてネガティブにとらえられてきたが、それは「関係を断ち切らない」援助行為だったと見ることもできる。

わたしは最初、行政が清潔な注射針を用意することや「節酒でもいい」的なアプローチは、「治すことを諦めて、死なないようにする」ための、よくいえば次善の策(悪くいえば腰砕け)としてこうしたものがあるという程度に思っていた。もちろん依存症は当人の意志の強さとは無関係な病気だから懲罰的なやり方は無効だし、何より病気だからといってその人の人権が無視されていいわけではないことはわかっているが、あまりピンときていなかった。

しかしハームリダクションは、「当事者を中途半端な位置に置きつづけるぼんやりとした方法」といった消極的な意味合いのものでは、きっとない。むしろ完全断酒や底つきなどの〝強硬〟な方法は、ある意味で本人の改造を目指す治療的アプローチであって、場合によっては「当人を孤立させてしまう」という副作用もまた大きいのだと考えるようになった。依存症者の底にあるのは孤立心であり、それがさまざまな依存を引き出しているのならば、むしろその孤立そのものにターゲットを絞り、「どんなことがあっても関係は断ち切らない」という積極的なケア的関与には大きな意味があると思う。

中井久夫さんは統合失調症の寛解過程に着目し、そのときの非特異症状——幻覚や妄想などの統合失調症に特異な症状ではなく、体温や食欲や便通や気分などの一般的な症状——に目を向けた。それによって、精神科疾患の「ケア論的転回」を果たしたのだとわたしは思っている。同様にハームリダクションも、依存症に特異的なことに着目する以上に、「孤立」という非特異的なことに着目したという意味で、依存症の世界における「ケア論的転回」を目指していると言ってもいいのではないか。

少なくともわたしにとっては、「ハームリダクション」というちょっと中途半端なイメージの言葉を「ケア」という文脈に編集しなおしたら、急に輪郭がはっきりとしてきて、キラキラと輝いてきたのである。

3　同じと違う

「発達障害」というテーマが編集者としての自分にはじめてやってきたのはいつだっただろうか。情景として思い浮かぶのは、中井久夫さんのご自宅でのやりとりだ。

二〇〇五年ごろからわたしは、数か月に一度、西宮市の有馬病院で開かれていた研修会で中井さんの講義を聴講し、録音していた。それは後日『こんなとき私はどうしてきたか』という本に結実したのだが、ご自宅と病院を往復するタクシーに同乗させていただいたり、ときにはご自宅で雑談をしたり、昼食をご一緒したりしたのは、今でもかけがえのない思い出だ。

中井久夫と発達障害

おそらくそんな日の午後だったと思うが、書棚にあったテンプル・グランディンの『動物感覚』(NHK出版)を手に取り、「これは読んだほうがいい」といった趣旨のことを熱を込めて語ってくれたのが印象に残っている。というのは中井さんは文学書や古典はともかく、流行り物っぽい新刊書に対しては基本的にクールで、「自閉症者としての自身の感覚やコミュニケーション・スタイルが動物のそれと近い」という内容の本を薦めてくれるとは思っていなかったからだ。

そうか、中井先生は発達障害に興味があるのか——と、ちょっと残念と言ってもいいような気持ちで聞いた気がする。残念？　そう、中井久夫といえばやはり、「統合失調症の寛解過程論」の人だったからだ。多くの精神医学者が統合失調症の〝発症過程〟に興味を持つのに対して、中井さんは「それがどのように治っていくか」という〝寛解過程〟に着目した。このことこそが、中井久夫の最大の功績であることは多くの人が認めるところだ。そしてなにより「統合失調症の」寛解過程なのである。この有馬病院での講義も、統合失調症を中心に、精神医療の臨床現場で働く多くの人の腑に落ちるようにできるだけ平易な言葉で語ったすばらしい内容だった。

二〇〇〇年代前後から、発達障害が「ブーム」と言われ、それは現在まで続いている。ブームと言うからには、そのように〝ブーム化〟してしまう世間に対する否定的なニュアンスが込められているのだが、わたしもご多分に漏れず、駅前メンタルクリニックの新しい収益確保の方策くらいにしか思っていなかった。

そんな背景もあって、おそらくわたしは自閉症をはじめとした「発達障害」というジャンルにあまりよいイメージを持っておらず、「中井先生には統合失調症という王道を行ってほしい」

くらいに思っていたのだ。

見ている世界が違う

それが変わったのは、綾屋紗月さんと熊谷晋一郎さんの『発達障害当事者研究』にかかわってからだ。出会わせてくれたのは上野千鶴子さん。当時上野ゼミにときどき参加していたおふたりを、上野さんが「おもしろい人たちがいる」と引き合わせてくれた。

その後、綾屋さん、熊谷さんといろいろな話をする中でまず気づいたのは、発達障害といわれる人たちに見えている世界そのものが、いわゆる定型発達者と違うということだった。

たとえば綾屋さんは人の顔全体をぼんやり見るのではなく、眉なり鼻の頭など局所に見入ってしまう。道を歩いていると、たとえばマンホールに刻まれた模様に目を奪われる。お花畑を眺めるというより、一面に咲いている花々の花弁の一つひとつを見たりする。

あるいは、当事者研究をしているうちに「空腹を感じにくい」ことがわかってきた。なんとなく「動けない」という感覚があり、やがて胃のあたりがへこんで気持ち悪くなったりするが、綾屋さんにそうした感覚を生起させる原因は他にも多数あるため、なかなか空腹に結びつかない。綾屋さんは身体感覚の絞り込みとまとめ上げに時間がかかるのだ。

これらをごく大雑把にまとめると、世界のあらゆるものを高い解像度で、多く受け取ってしまうということだろう。世界は概念で縮減されることなく、豊穣すぎる姿がそのまま綾屋さんの眼前にさらされている。しかしその結果、身体感覚が飽和してフリーズする。だから具体的な行動に移りにくい。

そうした「過剰」の苦しみを軽減するために情報を縮減する必要があるので、たとえば「このときはこうする」と行動を決めてしまう。するとその行動が、周囲の者からは「こだわりが強い」という発達障害者のよくある〝症状〟に見えてくる。そんなメカニズムがわかってきた。

発達障害者の症状としてよく言われる「コミュニケーション障害」も、世界を粗く見る人と細かく見る人のあいだに生じる齟齬《そご》としてとらえればわかりやすい。そもそも違う世界を見ているのだから、簡単に話が通じないのは当然だし、どっちが良いとか悪いとかの問題ではない。とはいえこの世は〝粗く見る族〟のほうが多数派だから、少数派の〝細かく見る族〟は「他者に共感できない」とか「相手に心があることがわからない(いわゆる「心の理論」の不在)」とかと、ひどい言われようである。

しかしこれは端的に間違いである。綾屋さんの提示した例でいえば、「アメリカ人と日本人のコミュニケーションがうまくいかないときに、「日本人はコミュニケーション障害がある」

というのは早合点」（同書まえがき）なのである。

住む星が違うから体も違う

当事者研究とはこうした身体感覚をベースにした知の集積であるのに対して、精神医学は逆のスタンスをとる。あくまで「こだわりが強い」とか「コミュニケーション障害」といった〝外側から見た症状〟をどう修正して、どうしたら多くの人たちが暮らしている世界に溶け込むことができるかを探る。

もちろんこうした現世的な対処がなければ当事者の苦しさは軽減されないだろうから、それはそれで意味のあることだ。しかしこれらの〝症状〟といわれるものは、外からはうかがいしれない身体感覚を持つ人が、外部環境とうまくやっていくために導き出した対処法であるかもしれない。彼らは、こうした〝症状〟を通して「どうにか過剰な世界に対処している」のかもしれない。

つまり、（外からは見えなくても）もともとそうした傾きを持っている人が、自分にはなじめない多数派社会と折り合いを付けるために編み出した対処法であるともいえるのだ。それを〝症状〟とみなして矯正することには慎重であってしかるべきだと思う。「普通かどうか」を診断するよりも、もともと持っている身体の傾きとその対処法とのマッチングがうまくいっているかを確認したり、こうしたらもう少し楽に対処できるという方法があったらそれを教えたり、あるいはそれを知っている当事者を紹介するというやり方もあると思う。

おそらくポイントは、発達障害を持つ人と定型発達者が「同じ体」を持っていると思うか、あるいは「違う体」を持っていると思うか、ではないか。

一方に、発達障害を持つ人も定型発達者も同じ人間として「同じ世界」を見ているというのを基本設定にしている人たちがいる。発達障害といわれる人たちはどこかで配線を間違って違う様相を呈しているから、何がしかの方法で配線を正せば、またこちらの世界に戻ってくるはず、という良心的な世界観だ。

他方に、知覚や身体感覚が違う人間として「違う世界」を見ているというのを基本設定にしている人たちがいる。たとえば「みんな同じ」という圧力に抗して生きてきた当事者たちは、無理に同化させないでほしいと願っている。彼らは「自分たちの住む星と、定型発達者の住む星は違うのだ」とよく言う。

では住む星によって具体的にどんなふうに身体感覚が違うのか。それを綾屋さんは『発達障害当事者研究』で、「細かいところを注視してしまう」とか「空腹がわからない」などを例に、別の星に住む人にもわかるように、丁寧に、嚙み砕いて説明してくれたのだと思う。

量的な違いが無視される

今「同じ体」、「違う体」と無造作に対立させてみたが、当然そこにはグラデーションがある。たとえば「違う」といっても、「空腹がわからない」はたしかになかなか想像しにくい感覚だが、「プールサイドが歩けない」はどうか。

そもそもプールの際《きわ》は誰でも少し歩きにくいはずだ。体が傾いたら水に落ちてしまうから、ヨタヨタしながら歩く。私もちょっと怖い。だけど綾屋さんは全然歩けないという。耳に入るコンクリートから跳ね返る音と、水面から跳ね返る音の強さや速さが違っているので、平衡感覚を保つのがむずかしく、体をまっすぐに立てて歩きにくいからだ。

わたし自身もそうした反響音のズレをうっすら感じているからこそ、プールサイドがなんとなく歩きにくかったのだろう。しかし綾屋さんはこれを極端に感じているので、文字通り、プールサイドが歩けない。つまり誰でも潜在的に持っている感覚が、綾屋さんの体では顕在化している。このように、わたしと綾屋さんが感じていることが地続きであるからこそ、なんとなく共感できたのだった（それがとても印象的だったので、わたしは同書の帯の後ろに「なぜプールサイドを歩けないのか」という宣伝コピーを入れた)。

とはいえ、このプールサイドの例のように「地続きだからわかる」というぼんやりとした共感的な受け取りには、また別の問題も出てくる。自分もうっすら感じているからこそ、「私もその感覚、あるある」「そう、歩きにくいよね」で終わってしまう現象だ。「地続きだからこそ理解できない」ということだってありうるのだ。

同じ〝質〟の上にあるけれど、〝量〟が違うからこそ大変なのに、そこは軽くとらえられて「自分にもある」で終わってしまう。質的に近いと、量の問題が無視されてしまう。しかし当事者の日常生活の困難は、なによりその「量の違い」に大きく左右されているのだから、結果として具体的な困難がうまく伝わらないことになる。

「わかるからこそ、わからない」――発達障害者の「わかられにくさ」には、単純にわからないという問題と、「共感されるけれど正しく理解されない」というこの問題のように、いくつかのレベルがあるように思う。

発達障害と「脳の多様性」

この節では発達障害について考えているが、ふと「なぜ発達障害が発達障害と呼ばれるのか」という問題を思いついてしまった。意外に根深いことがあるかもしれない。

「発達障害」はアメリカでの診断名「Developmental Disorders」の直訳だ。そもそも子どもの問題として発見された経緯から、「発達」の課題とされたのだろう。要するに、本来発達すべき点にまで到達していない、あるいは今の時点ではまだ——特に社会性が——未熟な段階である、という認識が前提にあるのだと思う。また統合失調症のように明らかな「病気」ではなく、ただ「発達が遅いだけ」と言えば、将来伸びる可能性を匂わせられるし、実際に発達するのだから悪くないネーミングだ。

しかし、これは最近よく言われる「脳の多様性（Neurodiversity）」とはうまく整合しない概念のようにも思える。多様性とはなによりモノサシの違いを認めることだ。それこそ違う星に住む人の振る舞いを、自分たちの星のモノサシで測ってはいけない、というのが核心にある意味だろう。その前提の上で、当人が生きやすいようにさまざまな支援が行われるべきであるという考え方だ。

杞憂ならいいが、「発達障害」とあっさり言ってしまうと、一本線の発達曲線を想定して、「君は今この位置にいるからがんばってもう少し上に行こう」などと言われたりしないだろうか。多数派のモノサシを当てられた少数派は劣位に置かれるだろうし、矯正もさせられるだろう。もちろんその星の多数派基準に適合しないと生きにくいだろうし、なにより本人が苦しいだろうから、ある程度の対処は必要であるにしても、だ。

　では、その新しい概念である「脳の多様性」モデルの臨床的なポイントはどこにあるのだろうか。感覚入力そのものが違うことだとわたしは思う。

　先に述べた「同じ人間」モデルだと、入力が同じなのに出力が違えば、途中のデータの「解釈」が違うということになる。だからその解釈を変えようとしていろいろな「治療」が行われる。こうなると周囲からの視線がぐっと人格化してくる。つまり脳というモノが否応なくそうさせているという見方から、そのように解釈してしまうあなたというヒトに焦点が当たってくる。

　しかし入力されたデータそのものが違うのなら、そのような修正は不毛である。あるいは、入力されたデータがあまりに多くてまとめ上げるのに時間がかかるといった身体的な特徴があるなら、その傾きを矯正するのは不毛である。そういった傾きを前提に、その人なりのやり方で対処すればよい。

　こういったニュアンスに配慮してか、最近では「発達障害」から「神経発達症(Neurodevelopmental Disorders)」への言い換えが進んでいるようだ。「発達」という言葉は残っているにしても、後天的な発育過程で発生する障害ではなく、先天的な神経系形成の問題なのだと言いたいのだと思う。

言語化への努力

「星によるモノサシの違い」を体感したいのなら、横道誠さんの『海球小説』(村中直人解説、ミネルヴァ書房)という小説を読むのが最適だ。『みんな水の中』でデビューした横道さんは、それ以来四年間で発達障害関連を中心に二五冊以上も本を出している信じられないような人だ。

定型発達者が多数派である「地球」に対して、発達障害者が多数派の星が「海球」というのがこの小説のとりあえずの設定だが、単なる反転小説ではない。発達障害者として周囲からの理解を得にくかった横道少年が苦しんでいたこと、切望していたこと、こうであったらさぞかし……と夢見ていたことが奔放に記されている。横道さんはこれを書きながら涙が止まらなかったという。こうした架空の設定でないと書けないことがたくさんあるのだろう。

社会的動物として生成してしまった人間にとって「理解されない」は根源的な苦しみであるから「なんとなく通じる」ことの少ない側の人間は、どうにかして言葉を絞り出す(多数派の身体を持っていればなんとなく周囲と通じてしまい、そもそも言語化の必要は少ない)。

こうして同じ文脈を持たない人にも伝わるように開発された綾屋さんや横道さんたちの言葉は、どんな背景を持つ人にも伝わりやすい力を持っている。これらの言葉はローコンテクスト(文脈依存性が低い)なので汎用性が高く、じつは多数派の身体感覚の表現にも大いに貢献しているのである。

4 いつも二つある

二〇二四年の春に柴崎友香さんの『あらゆることは今起こる』を出すことができた。その前年に刊行された『続きと始まり』(集英社)が、芸術選奨文部科学大臣賞と谷崎潤一郎賞をダブル受賞するなど第一線の小説家として活躍する柴崎さんは、発達障害の一つであるADHD(注意欠如多動症)と診断されていた。そんな彼女が「自分の内側で一体何が起こっているかを考えた」のが同書である。

帯のメインコピーには「私の体の中には複数の時間が流れている」という柴崎さんの言葉が大書され、その特徴こそが自身の小説を支えているとして、次の文章が続く。

ある場所の過去と今。誰かの記憶と経験。出来事をめぐる複数からの視点。
――それは私の小説そのものでもある。

実際は誰の体の中でも、時間は一本の線として過去から未来に一様に流れているわけではない。複数の時間が輻輳《ふくそう》し、逆流し、合流している。「時間は一本の線として流れている」という社会的な約束事の前に、それら微弱な反乱は抑え込まれているわけだ。しかし柴崎さんにとっては、複数の時間が流れているという体感が、ときに日常生活の攪乱要素となるほどに強いのだろう。その豊かさと困惑が、小説家ならではの描写で綴られている。

輻輳する時間

この本が出てすぐのころ、日本公認心理士協会長の信田さよ子さん(原宿カウンセリングセンター顧問)と柴崎さんの対談があった。ここでは「輻輳する時間」がテーマの一つだったのだが、「あ、そうなのか!」と思ったのは、トラウマをめぐる時間感覚についてだった。
トラウマを受けた人はしばしば、「いきなり過去に引き戻される」と言う。そして、まさに今ここでそれを体験しているかのようにフリーズしたり、パニックになったり、激しい感情に襲われたりする。「時間が止まってしまう」と言われることもある。

そうしたことは知識として知っていたが、わたしは一本の時間軸を想定していたのだと思う。トラウマ体験を思い出させる刺激(リマインダー)によって、ぐーっと、一気に過去に水平移動させられるようなイメージでとらえていた。しかし「輻輳する時間」という話を一度聞いたら、むしろ日常的な時間の流れの下層に、トラウマ的時間も同時に流れているイメージが出てきた。そして強いリマインダーにさらされると、レイヤー(層)がひっくり返ってトラウマ的時間が一気にあらわれるのではないか、と思ったのだ。

つまり以前は水平的な移動として考えていたことが、床の底が抜けて穴に落ちるように、垂直的な一瞬の変化なのだと思えてきた。「いつレイヤーがひっくり返るか」と思っていたら日常生活もおぼつかないだろう。「輻輳する時間」という言葉は、そうしたリアリティを強く喚起してくるのだった。

正直に言えば「私の体の中には複数の時間が流れている」を『あらゆることは今起こる』のメインコピーに据えようと思ったとき、わたしは言葉としての響きに惹かれただけで、自分にその感覚はあまりないけれどなと思っていたし、今感じるほどにはピンときていなかった。しかしその後、ADHDをはじめとする発達障害の人と話をしたり、原稿を書いていただいたりしているうちに、この「時間のレイヤー」こそがキーワードなのかもしれないと思えてきた。自分にそうした時間感覚が乏しいからこそ、そこを手掛かりに考えてみようと思ったのだ。

チキンカレーとラムカレー

ネットの自己診断でＡＤＨＤに違いないと思ったノンフィクション作家の高野秀行さんは、児童精神科医に取材を申し込んだ。ＡＤＨＤとは何か、また精神科における診断とは何かに関心があったからだ。そのときの様子が、雑誌『精神看護』の連載「ＡＤＨＤ診断をめぐる旅」に詳細に綴られている。

その後、実際にＡＤＨＤの薬を飲んでみたいと思い、近くのクリニックを受診した。ＡＤＨＤにはいくつかの薬があるが、覚醒剤に類する成分が含まれているため登録医のみが処方できるコンサータという薬が高野さんには処方された。その記録も同じく『精神看護』で「コンサータ・トリップ」という連載になっている。どちらも自分の体をフィールドワークしたすばらしい報告になっているのだが、ここで紹介したいのは、ＡＤＨＤを持つご自身の日常を紹介した別のエピソードだ。

高野さんはあるときチキンカレーでもつくろうと思ってスーパーに行った。ところが肉売り場に行ったらラム肉に目が奪われてしまった。そこで、やっぱり今日はラムカレーにしようと思うが、なぜか前のチキンカレーの記憶が上書きされないで残ってしまう。チキンカレーとラムカレーでは入れる具材もサイドメニューも違うのに(たとえばチキンカレーならサイドメニューは魚にしたいし、ラムカレーならもう一品は鶏肉で行こう、など)、スーパーの各種売り場を歩き回っていたら、なぜかその二種類を同時進行でそろえてしまった。そして家に帰ってつくりはじめてから、「あれ、チキンだっけ？　ラムだっけ？」とわからなくなった。

これだけでもちょっとびっくりするが、さらに驚くべきことに、高野さんはそうやって「二種類考えちゃった」と思いながらも、止まらずにしばらく作業が続いていくのである。路線が二つできて、裏の路線もうっすらと見えているのだけど、その二つの路線を両方追いかけて、気づいたらサイドメニューを二種類つくってしまった……(カレーは鍋が一つしかないので二種類つくらずに済んだ)。

高野さんはこれを「ＡＤＨＤの二重レイヤー仮説」と命名した。まさに「私の体の中では複数の時間が流れている。チキンという時間とラムという時間が！」である。

ここで興味深いのは、二種類つくっていることに気づいた後も作業が止まらないことである。チキンカレーというレイヤーの裏で、ラムカレーのレイヤーが着々と走っていることにうっすら気づいているのに、そのまま作業が続く。

これを「脳でわかっていても体がそれについていっていない」と、「脳と体の乖離」という文脈で理解することも可能だが、むしろ「そもそもレイヤーが違えばぶつかったり矛盾したりしない」という方向で考えてみたい。つまり矛盾というものは、一本の道(時間)の上でこそ起こる衝突であり、道(時間)が二本あればそのまま流れてしまうのである。

おそらく多くの人の頭の中でも、本当は二本も三本も道(時間)が流れているのだと思うが、一本道を旨とする言語に支配されきった頭はそれを許さない。しかし高野さんの頭の中の一本道教祖は弱腰で、「あなたは今二つのカレーをつくってますが……」と上品にサジェスチョンするのみで、あっさり引っ込んでしまったのだろう。

食べると逃げるが併走する

レイヤーの考え方がおもしろいのは、「一本の線のように流れる時間」という想定の中では矛盾して成立しないはずのものが、平気な顔で成り立ってしまうことだ。郡司ペギオ幸夫さんは著書『やってくる』で、ある高名な生物学者が次のように述懐するエピソードを紹介している。

――鳥が蝶を襲って食べようとしている。ところが蝶が羽をたたむと、鳥の天敵である猛禽類の目玉が現れた。鳥はそのとき間髪をいれずにパッと逃げた。生物学者はこう言う。「それは食べようとする、驚く、逃げる、みたいな悠長な順序づけられた運動ではなく、もう目玉模様を見た瞬間に逃げるわけです」(同書二三八・二三九頁)。

続けて生物学者は「食べようとする行動の中に、そこには決してありえないはずの、逃げるという行動が用意されている」あるいは「食べようとしながら無意識に逃げようとしている」と説明しているが、わたしのこの本の文脈で言えば、「食べる時間」と「逃げる時間」が二重のレイヤーとして流れていて、目玉が見えた瞬間に「逃げる時間」のレイヤーが表に出た、ということではないか。

これは鳥だけでなく、わたしたちの日常生活の中にも、かなり薄められた形ではあるが成立しているのだと思う。言葉にするときは一つの時間軸に各要素を並べなければならないので、逆にわたしたち自身があたかも一直線に行動しているように思ってしまうけれど、それは一列に並べなければ成立しない言語という不器用な表現道具に引きずられた誤認にすぎないのではないだろうか。

一列に並べることの利点

先に、沖縄で東畑開人さんと一緒に働いていた看護師さんたちのコミュニケーション・スタイルを紹介した（四九頁参照）。相反するものを同時に伝えるときに、言葉だけに頼るのではなく、顔つきや声色（メタメッセージ）で感情を伝えつつ、言葉そのもの（メッセージ）は事実を明確に語る、というようなやり方だ。

相反すること、相互に無関係なこと、あるいは見る角度によっては関係のあること……こうしたいくつもの時間が同時に流れているのが現実だ。これらの時間の層がさらに濃縮して存在しているのが病院という場所だから、おのずと複雑な伝達技術が磨かれていくのだと、そこに書いた。一方で、そうした輻輳した時間を、顔つきや声色なしに言葉だけで伝える技術を持つのが、柴崎友香さんのような第一線の小説家なのだ。

ここまで、現実には輻輳した時間が流れていること、それに対して言語は一列に並べなければ成立しないことを、おもに言語の不器用さをディスる形で述べてきた。最後に、この不器用さこそが言語の第一の効用なのだといったことを述べてみたい。

前節で、テンプル・グランディンの『動物感覚』のことを中井久夫さんがたいそう気に入っていたことを書いた(一四七頁参照)。先日たまたま読んでいた中井さんの『私の日本語雑記』(岩波現代文庫)に、そのグランディンに触れつつ「言語とは何か」について書いた箇所があったので紹介しておこう。

『動物感覚』を読んだ中井さんは、自閉症の世界は「あたかも絶対音感の世界であるらしい」として、そのリアルな世界がいかに大変かと述べている。そしてグランディンが「言語は、その世界の圧力を減圧するために生まれたのではないか」と言っていることに共感しつつ、こう記す。

言語によって世界は簡略化され、枠付けられ、その結果、自閉症でない人間は自閉症の人からみて一万倍も鈍感になっているという。ということは、このようにして単純化され薄まった世界において優位に立てるということだ。

(『私の日本語雑記』四五頁)

綾屋紗月さんが、世界という豊穣を生に近い形で〝過剰に〟取り入れることですぐにぐったりしてしまうメカニズムが、ここには書かれている。おそらく中井さんご自身がこういうタイプの方だったのではないかと思う。

それにしても粒度が一万倍違う世界を見ていたら、両者のあいだのコミュニケーションはむずかしくなるだろう。だから発達障害者の主症状として「コミュニケーション障害」があげられてしまう。しかし同じ粒度の世界に生きている人同士なら(先の表現を使えば、〝細かく見る族〟同士なら)、普通に通じ合えることが自助グループの活動などを見るとわかってきた。これは極めて重要な発見だと思う。

中井さんは続いて、一列に並べなければならない言語の不便さに言及しながら、さすがに「言葉で治す」精神科医らしく、「同時に二つのことを言えないというのは、大きな限界でもあり、また精神の安全保障でもある」と言う。

言語の直線性すなわち一次元性は雲のような発想に対して強い規制をかける。言語以前の強烈で名前を持たない感覚を因果律とカテゴリーとによって整理してくれるのが言語表現である。妄想も言語表現であり、その意味では混沌に対する救いではある。

(同書四九頁)

いくつもの時間が併走している〝現実〟という名の荒馬を、「ドードー」と声を掛けながら手綱を引き、なだめ、落ち着かせ、諦めと安心を同時に与えるのが言語というものなのかと思う。

この章では、依存症と発達障害という、これまで「ケア」の世界でメインストリートに出てこなかった領域で行われていることについて考えてみた。依存症と発達障害について考えると、「ケア」が自らの可能性を更新するようなおもしろい発見がたくさんある。

ケアというのは一般的に「温かいもの」というイメージがあるが、たとえば依存症自助グループの基本ルールである「言いっぱなし、聞きっぱなし」は、ケアの基本である傾聴とは大きくかけ離れている。仲間が何かを話してもうなずいたり反応したりしないのだから、むしろ「冷たい」印象さえある。同時に、そのようにして「ただしゃべるだけ」で回復がやってくるというのは、原因を見つけてそれを叩けば治癒に至るという、ケアもその一部をなす医学の基本発想からは大きくかけ離れている。

発達障害のジャンルに目を移すと、ケアが潜在的に持っている「みんな一緒」という、ある種の同一化志向から離れたがっている姿が見えてくる。まずは「見ているものが違う」ことからはじめてほしいという声が聞こえてくる。

「ハーモニー」は基本的に良い言葉であるしケアの世界でもよく使われるが、たとえば依存症自助グループと同様に「ただしゃべるだけ」のオープンダイアローグの基本スタンスは、その反対の「ポリフォニー」である。「ハーモニーよりポリフォニー」とはオープンダイアローグでよく言われる標語だ。つまり、調和という暴力にさらされることなく、違ったままでそこに居られること、「一人でいても寂しくない」ことを目指す。オープンダイアローグの視線は、発達障害支援が開発してきた領野と大きく重なっている。

「時間」についての考え方でも大きな発見がある。

この章の冒頭で「因果論から構成論へ」（一二八頁参照）と述べているとおり、時間を過去に遡るのではなく、未来をどうつくっていくかという発想は新鮮だ。むしろ「時間を先に進める」ことこそがケアの本態であるとさえわたしには思えてくる。さらに時間を一本の軸で考えるのではなく、発達障害を持つ人の感覚でもあるかもしれない「複数の時間が輻輳している」という視点には、これまで暗礁に乗り上げていた難問を考える多くのヒントがあるように思う。

そしてもっとも印象的なのは、依存症と発達障害の領域で行われていることの「ジャンプ力」である。当の問題を治す／直すというより、当のことを問題にしてしまっているその考え方、そこで使われているモノサシのほうを変えてしまおうという考え方は魅力的だ。発達障害でいわれる「脳の多様性」というフレーズにわたしがなんとなく惹かれてしまうのも、実質的な内容はいじらずに、「モノサシのほうを変えればいい」とあっさりと言ってくれるからだと思う。

モノサシを変える――これは本書でずっと考えてきた「編集的方法」にほかならない。

V

「受け」の豊かさに向けて

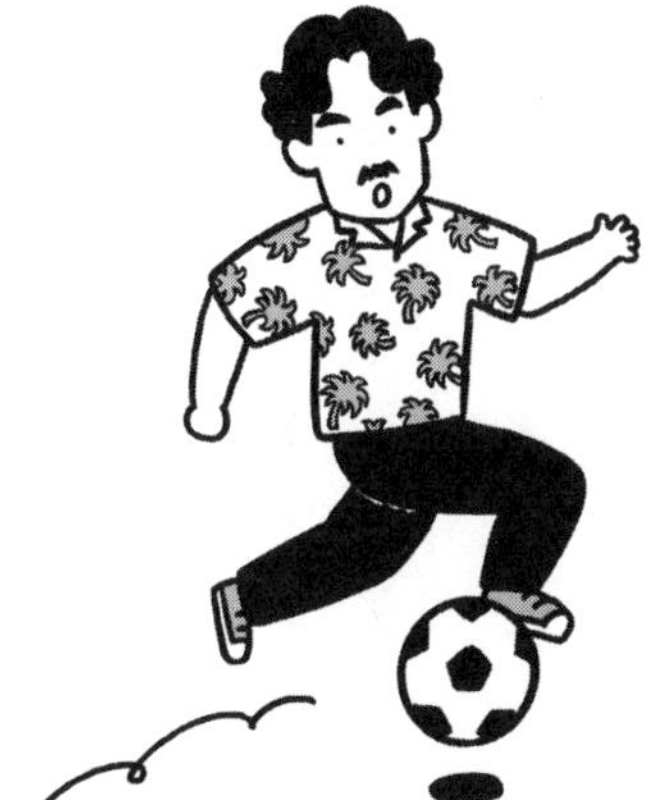

1　蘭の花のように愛でる

川口有美子さんの『逝かない身体』が大宅壮一ノンフィクション賞を受賞したのは二〇一〇年。もう一五年も前のことになる。この作品が受賞候補となったという連絡を受けて、わたしはすぐに川口さんに電話で伝えた。川口さんは初めは何かの冗談かと思っていたようだったが、すっかり浮ついたわたしが「〝賞待ち〟っていう飲み会を一度やってみたかったんですよ」と調子に乗ると、「じゃあ、受かるわけがないから残念会ということで……」と高らかに笑って応えてくれた。

川口さんはたぶん本当に、受賞するわけがないと思っていたのだろう。わたし自身もじつは、医学専門出版社から出された〈ケアをひらく〉という地味なシリーズ本の一冊が、ノンフィクション分野の高名な賞を受けるのはむずかしいのかなと考えていた。また、川口さんが卓越した書き手であることは確かだったが、にしても、それが筆一本でこの業界で生きていそうな他の候補者に太刀打ちできるまでなのかどうかはわからなかった。

ただ、この本が従来のノンフィクション本にはない特徴を備えていることについては確信があった。

いわゆる難病本といわれるジャンルの本の多くは、それが過酷な病態の訴えであれ、制度の不備に対する告発であれ、あるいはそれらの困難を乗り越えた感動的なエピソードであれ、当事者の語りとして世の中に受容されうる範囲での「物語」に彩られている。しかしこの本には、それでは済まされない何かがあるように感じられた。


〝賞待ち〟は、本郷の小さなカフェを借り切って行われた。わたしは残念会になってもいいように、スーツっぽいけれどネクタイはせずに革靴も履かないみたいな微妙な格好で参加した記憶がある。

ここに集まるだけでうれしそうな数十人の飲み会はすぐに盛り上がった。何のために集まったのかと、ときどき思い出さないといけなくなったころ、突然、川口さんの携帯が鳴った。部屋中のザワザワが急に静まった。数秒後には、溜めた息が一気に爆発するような大騒ぎとなった。

ALSとは

『逝かない身体』は、ALS（筋萎縮性側索硬化症）という難病を発症した実母を介護した娘による、一二年間の記録である。

ALSというのは全身の運動神経細胞が徐々に侵される病気で、随意運動ができなくなる。意図的にどこかを動かそうと思っても動かせないが、内臓などの不随意運動にかかわる筋肉、聴覚や触覚などの諸感覚や、脳の働きは侵されない。つまり、腕を蚊に刺されれば「かゆい」とは感じるが、自分の腕を引っ込めたり蚊を叩いたりはできない。助けを呼ぼうにも、言葉で「かゆい」と他者に伝えることもできなくなる。

このように記せば、ALSという厳しい病の中で生きなければならない患者や家族の心理状態こそがテーマであることがわかるだろう。実際、ALS当事者による闘病記の多くはそこに照準している。同書も例外ではない。この未曾有の体験を川口さんがどう受け止めたか、という地点から物語はスタートする。

川口さんは、イギリス駐在の証券マンの妻として現地に溶け込んで優雅に暮らしていた。あちらの私立学校の三歳児クラスにロックスター、ミック・ジャガーの末娘がいたそうだ。同じクラスの川口さんのお子さんは、子煩悩なミックからバナナを分けてもらった……なんていうエピソードも出てくる。しかし日本にいる母親からALS発症の電話を受けてから彼女の運命は急転する。その心理的葛藤が前半のハイライトである。

夫をひとりイギリスに残し、母親の介護をするために日本に戻ることを決断した川口さんは、ふたりの子どもを文字通り脇に抱えてヒースロー空港のANA搭乗口に向かった。

夫の腕から息子を抱き取ったが、息子は察知したように泣き出し、私の腕のなかで暴れて父親のほうに戻ろうとする。それを抱き直して、金属探知機を走りぬけた。振り返ると夫は目頭を押さえている。〔…〕

緊張の糸がほどけた機内で涙が出てきて、とうとう止まらなくなってしまった。声をあげておいおい泣いた。息子は黙って首にすがり付いてきた。どこからともなくハンカチがまわってきた。

(『逝かない身体』三九頁)

身体への着目

日本に帰った川口さんは、父と妹との三人で、睡眠時間はもちろん自分たちの人生を削り取るような、ほとんど絶望的といってもいいような介護生活をはじめる。「高速道路を走っていたのに、突然放り出されて側溝にはまって抜けられない気分。そこから猛スピードで走り去る車列をただ眺めていた」と以前わたしに語ってくれたことがあったが、そのような徹底的な心理的葛藤が綴られる。

ところが川口さんは、ある時点でひょいと見晴らしのいい場所に出てしまう。契機は、即物的なまでの身体への着目である。

たとえば唾液。

ふつう唾液は無意識に飲み込んでいるが、口内の筋肉が麻痺すれば飲み込めなくなり、ダラダラと外に流れ出す。本来なら飲み込むことによってリサイクルされている水分である。よだれの量だけ水分が減るわけだから、脱水にならないよう流れ出た水分をしっかり補給しなければならない(同書中「一リットルの唾液」より)。

あるいは瞼。

発症から数年経って瞼の開閉がしにくくなると、今後、目を開けたままにするか閉じておくかを選択する。お互いに目が見えたほうがいいような気もするが、そうすると、埃が徐々に眼の中に落ちてくるのをじっと見ていなくてはならなくなったりするらしい。川口さんのお母様は閉じておくことを選択した(同書中「鉛の瞼」より)。

目を閉じる選択をした後の、川口家の朝の情景。

朝の挨拶をするときは、まるで何かの儀式のように重たくなった母の瞼を片目ずつゆっくり持ち上げて、朝の光を瞼のなかに入れた。〔…〕母の瞳は既にまっすぐ前方を向いて、挨拶を待っていたりする。

「おはよう！」

瞳の正面に顔を出して声をかけ、次に部屋のカーテンを開けて光を入れ、新しい一日がやって来たことを告げた。母はまたひとつ、嫌いな夜を生き延びたのだ。（同書一三八頁）

こうして川口さんは、優秀な生物学者のように淡々と、どんな医学教科書にも書かれていない高い解像度で母親の身体を観察しはじめる。

このクールな観察力は、イギリス風（？）の微妙なユーモアも連れてくるようだ。ALSの患者が文字盤を覚えて最初に指し示す言葉は、かなりの頻度で「シ、ニ、タ、イ」だったりするらしい。もちろんそう言わざるをえない状態に同情を示しつつも川口さんは、文字盤のこれらの文字は互いに近い位置にあり、瞳をあまり動かさずに指し示せる「エコな言葉」であると、その発見を綴る。

こんな話もある。

いよいよ母親の眼球が動かなくなって「最後の言葉は何だったか」と思い起こす。それはどうやら「ナ」と「ス」だったようなのだが、何のことなのかわからない。数日後にひらめいた。ちょうどその少し前に「うちのキッチンはどこのメーカー？」と尋ねたのだった。ああ、ナスステンレスだったのね。わずかに残る眼力を使って、お母さんが教えてくれたのは、流し台メーカーの名前だった。

意図の推測から勝手な解釈へ

「やりたくても、できない」――つまり意図と行為との暴力的切断こそが、ALSという病の残酷さの本態である。だから周囲の者はなんとしても患者の意図を知り、それを実現してあげようとする。そこで五十音が書かれた文字盤の出番となる。

透明な文字盤の反対側から患者の目を透かし見て、両者の視線がかち合った部分が患者がその声で発したい文字である。あるいはこの五十音を「アカサタナハマヤラワ」と横に読み上げ、「ラ」でまばたきをしたら「ラリルレロ」と縦に読んで再度まばたきで文字を確定する。

「アカサ、アイウエ……「イ」。アカサタナ、タチ……「タ」。……アカサタ……え、どこが痛いの？」

ふたたび文字盤を使った対話が繰り返される。気の遠くなるような作業であるにしても、こうして家族はなんとかＡＬＳ患者とコミュニケーションがとれる。

しかしＡＬＳの症状が進行してまばたきができなくなれば、文字盤は使えなくなる。でも多くの家族は諦めない。何らかの方法で患者が発する微細なサインを探ろうとする。川口さんも妹さんと母親の三人で、本気でＥＳＰカードを使ってテレパシーの練習をしていた。

ＥＳＰとは「超感覚的知覚」。丸や四角や十字などの模様が描かれたカードを伏せて、その形を当ててテレパシー能力を高める。ここまでして患者の意図を知りたいのだ。この箇所を原稿で読んだとき、ふいに涙が噴き出した。

やがて、そんなささやかなコミュニケーションさえ成立しなくなるときがやってくる。何をしても患者の意図を知ることができなくなる。

川口さんのお母様にも「その時」がやってきた。みな衝撃を受け、絶望の淵に沈む。この時点でコミュニケーション自体を諦めざるを得ない。しかし、ここでも絶望から救ってくれたのは身体である。言語の代わりに、すでにそこにあって盛んに信号を送っていた身体を発見したのだ。

私があれほど心配していた絶対的な沈黙の世界は、母の病気がどれほど進行しても訪れることはなかった。病んで静まった身体との対話は、活発に、そして最期まで続いたからだ。

（同書一一四頁）

言葉は発せなくても、生きている限り身体は汗をかく。青くなったり、鼓動が早まったりする。そんな身体の自律運動を「勝手にこちら側で解釈し、意味づけする日々」がやってきたと川口さんは言う。つまり相手が何かの意志を持って、意図的にこちらに向けて発したメッセージを受け止めるところにコミュニケーションがはじまるのではない。身体的なサインをこちらで勝手に解釈し、好きなように意味づける人がいる限り、コミュニケーションは終わらない。

蘭の花のように

これを「介護者のエゴ」と言うのはたやすい。良心的な読者の脳裏にもそんな言葉がかすめたことだろう。しかし、誰よりも強くそう思っていたのが川口さん本人なのだ。その自責の念から、意志を示すことのできない母親の「安楽死」をさえ願っていたのだから。

しかし、ある「事件」を契機にその考えは反転する。母親が事前に書いていた遺書を発見してしまったのだ。開いてみると、そこにはペンも満足に持てなくなったころに書いたのだろう、弱々しい字で、そう言ってよければ「平凡」な感謝の言葉が記されていた。

文言そのものに、おそらく深い意味はない。遺書に記されていた「秘密」が川口さんに転回をもたらしたわけではない。そもそも遺書にはなんら積極的な意志も記されていないし、遺された家族がそこから何かを選ぶべき選択肢の一つも示されていない。しかし川口さんは弱々しい文字の連なりそのものに、信頼する人たちの選択なら喜んで受け入れようという母親の姿を見、声を勝手に聞き取った。

だからもう、「介護者のエゴ」などという遠巻きに皮膚を逆なでするようなヤワな言葉に怯《ひる》むことはない。それどころか、川口さんの言葉にはドライブがかかってくる。大宅壮一ノンフイクション賞の授賞式で幾人かの審査員が挙げたのが次の文章である。


患者を一方的に哀れむのをやめて、ただ一緒にいられることを尊び、その魂の器である身体を温室に見立てて、蘭の花を育てるように大事に守ればよいのである。（同書二〇〇頁）

植物としてその人を慈しめばいいじゃないか、というのである。これはかなり破格で法外な結論ではないか。

「植物人間」こそ、世に言われる尊厳死にふさわしい対象であるとされる。植物とはつまり人間でなくなったことであり、であるならば生きていても仕方ないし、生きていても仕方のない人を見ているのはつらいし、さらに言えば家族介護の負担だって国家財政だって大変だ……というふうに普通の論理は流れていく。

でも、そこで川口さんは言い切ってしまう。「植物上等！」と。

「蘭の花のように大事に守ってあげて何が悪いのか」と、まずは言い切ってしまってから、あとからその理路を探る。正しいのかどうかはわからない。しかしそう言い切ってしまえる人が目の前にいないと、あるいはそんな勁《つよ》い人を心の中に住まわせていないと、人はそもそも生きられないのかもしれない。

これはALS患者とその家族といったマイノリティだからそうなのではない。マジョリティの一員として相対的に恵まれた人生を歩んでいる人であっても、そうした「言い切り」が必要なんだと思う。生きることは手持ちの札を自在に出し入れできるような取り引きではなく、当人自身が手札になってすでに世界に参入してしまっているのだから。ここに無根拠な「信」が求められ、その無根拠さゆえに「信」が成立する契機がある。

生を享受する人

ALSの介護は徹底して意図を探ることからはじまるが、それに挫折したとき、患者の意図を超えた目の前の身体に出会う、とここまで述べてきた。

おもしろいことに、この「意図の乗り越え」は患者側にも起こる。当時、日本ALS協会の会長だった橋本みさおさんは遊び用、講演用、接待用、厚労省への陳情用と、TPOに応じて通訳を使い分けていたそうだ。通訳はその時その場で橋本さんの言いたいこと、言いそうなことを即座に推測し、言葉を足したりする。これでいいかと確認すると、橋本さんはニヤッと笑ったりする。

意図とは、これから新たな現実を構成しようというときに要請される個人能力である。意図を持って現実に働きかけ、現実を新たにつくり変えるのが本来の人間だという定義からすれば、ALS患者は人間の条件から外れてしまう。

しかし、自分の言いたいことや言葉の意味までも他者との関係にひらいてしまう彼らの生き方には、「計画を立てて、実行して、反省する」を旨とする工学的人生とはまた別の豊かさが潜んでいるような気がする。目の前に与えられた現実から多くの快を引き出し享受する彼らの技術を、わたしたちはまだ知らないだけなのではないだろうか。

ＡＬＳ患者の生きる姿から「生の喜び」を探し出す川口さんの視線が、こうして読んでいるわたしたちに取り込まれてくる。気づくとわたしたちは、かつて訪れたことのない「法外な」境地に置かれている。これは間違いなく読書の快楽である。

二〇〇七年九月、ＡＬＳを一二年間生きたお母様が、台風による暴風雨が迫る未明に亡くなった。それから告別式の日まで、川口さんは暇さえあれば、用なしになった介護用ベッドに寝転がり、母親が一二年間見てきた光景を見て過ごした。立っていては見えないリフトの裏側には、たくさんの家族写真が貼り付けてあった。

こうして母の気持ちになり寝たままの生活を体験してみると、ベッドの周囲から外の世界の広がりまで感じられ、それぞれがバラバラに動き回っている。身体の外で起きていることを受信するだけでも忙しい。

「いつも同じ天井ばかりみている」などと言い表されるALSだけど、自宅に居られるということが、母や他の患者さんにとってはそれがどんなに慌ただしく、生き生きとした営みかがわかった。

「同じ天井ばかり見ていられて幸せだった」

そんな母の声が聞こえるような気がした。

（同書二五六頁）

蘭の花のように大事に守られ、生を享受することに忙しかった人が発した声。母親と同じように仰向けになった川口さんの耳に届いたその言葉は、ただ生きるために生きればいいんだとわたしたちを励ましてくれるように思う。

2　受ける人

川口有美子さんの『逝かない身体』は、「編集」といった切り口から見てもヒントになることが多い本だった。まずは、ものすごくミクロな「具体的な編集技術」といった点から振り返ってみよう。

接続詞はドアを閉める

この本の原稿整理をしているとき、「あ、そうなのか！」と思ったことがある。前節で引用した部分を見ていただくだけでもわかると思うが、川口さんの文章は描写が生き生きとしていて情景が目の前に浮かんでくる。言葉遣いもつねにオリジナリティがあふれ、どこかから借りてきたような常套句はほぼない。それでいて文意は鮮明である。

だが、読んでいて、ややもたつく感じがあった。描写は見事だけど、ちょっと進みが悪い感じ。なぜだろうと思いながら原稿を眺めていると、「そしてそれは」という言葉がいくつか見えた。一段落で複数個使われているときもある。

もしかして、と思ってパソコン上で消してみたら……何の問題もない。調子に乗って「しかし」とか「だから」とか「つまり」とかも削ってみると、ふしぎなことに昭和の文豪みたいな格調高い文章になってきたのである。

川口さんは親切な人だから、読む人のためにきちんと文章同士の関係を明確にする。だから接続詞が多かったのかもしれない。しかし、それが「流れるような文章」である時点において、すでに一文一文は内在的につながっている。輪をかけて接続詞を加えてしまうと、もたついてしまうのだ。接続詞なんていうものは、うまくつながっていない文章を無理やり意味ありげに見せるときにこそ必要なのかもしれない。

もう一つ、それが説明文なら接続詞は多くなる(わたしが今書いている文章に接続詞が多いことは自覚している。説明しているからだ)。しかし『逝かない身体』はなにより、徐々にコミュニケーションを奪われていく母と、最後は言葉抜きの身体的な交わりを、常識の外で開拓していく姿を描写する書物である。それは説明ではなく、究極の関係を「体験」するための本なのだ。

文章同士が緊密につながりすぎていると、読者はその中に入れなくなるのだと思う。「この文章はこういう意味で、こんなふうに誤解しないでほしい」とくだくだしく言われたら、せっかく新築現場のオープンハウスを見にきたのに説明ばかりでなかなか建物に入れさせてくれないようなものである。

文と文のあいだが緩いと、すきまに入ることができる。そのスペースにしばらく佇んでいると、部屋と部屋をわたる風が気持ちいい。風にしたがって文章の中を歩いていけば、おのずと行くべき方向は見えてくる。それが文章を体験するということだ。

世界は受け取ることで発生する

以上はわたしが『逝かない身体』から得たミクロな発見だが、マクロには「受け」という行為の豊かさを知ったことが、その後、編集という仕事を続けるうえでたいへん役に立った。

川口有美子さんのやっていることは、一言でいえば、自ら動くことのできない「受け身」の化身のようなお母さんの体から発せられるサインを、さらに「受ける」ことだ。受け身の二重奏。いや輪唱か。母親の意志や表現といったものを介在させないで、ただ生きるために体が勝手にやっていることによってあふれ出るサインを読み取り、体が欲しているより快適な方向に母親を後押しする作業だ。サインを受け取る人がいなければ体の要求は空を切り、何もなかったことになるだろう。

そう思うと呆然としてくる。

今わたしが認識できている世界は、そのようにして誰かが受け取ったからこそ、目の前に色付きで存在しているだけであって、受け取られなかったサインはそのまま雲散霧消しているのだとしたら……。いや、受け取られることなく霧のように消えている世界があることは知っているが、その失われた世界の大きさを知りたい。誰かが受け止めてくれたおかげで存在している世界と、受け取られずに霧となった世界の、いったいどちらがどのくらい大きいのか、が気になってしまう。

もちろん存在と非存在を比べることはできないから、これ以上考えても詮なきことだが、これは言っておきたい。「何かと何かを比較する」ということは、しょせんお互いの存在が保証されたうえで舞台に上がって、「どっちがいい」と言い合っている程度の話である。その比較競争に参加できなかった「非存在」がどのくらい大きかったのかなんて、舞台に上がった彼らの興味を引くことはないだろう。

だけどこの『逝かない身体』を読んでわかるのは、存在と非存在の分かれ道で、その体を必死に存在方向に傾けようとして、ギリギリのところで世界に色を付けている無名の人たちがいるということだ。そこで世界に色を付ける方法はただ一つ、「必死にサインを受け取る」という受動の極みのような行為だけなのである。

「いる」のは忙しい

一方で、サインを発する側の母親のことも考えてしまう。

前節で書いたように母親が亡くなったあと川口さんは、その母のベッドに暇さえあれば寝てみた。ベッドの周囲では世界がバラバラに動き回っていて、それを受信するだけで忙しい。まとまりのない、ノイズに満ちた、つまり世界の豊穣がそこにあるように川口さんには感じられた。

こうして書くと「そんなにいいなら、おまえも寝たきりになってみろ」とか言われそうだけど、そんなことを言っているのではない。わたしたちが何かを為す前にすでにして世界は豊穣で完全であり、ただそれを部分的に受け取ることによって人は快を得ている。そういった世界観もあり得るなと思ったのである。

わたしたちが努力をしてゼロから何かを積み上げて、快適な世界をつくらなくてはならない。そのためには能動的な努力が必要で、そうした努力をしないとこの世は不快ばかりである――突きつめればこうした考え方が現在の多数派だろう。要するに現状への否定的な認知がそのまま、我とその周囲を向上させるエネルギーになっている。成長という言葉も、教育という言葉も〝善きもの〟とされているが、「現在のままでは不足である」「今のままではよくない」という前提が共有されている。

こうしたことはよく「いる(being)」と「する(doing)」の違いとして語られる。近年では「する」が過剰であるという認識から「いる」の意義が強調される傾向にあるが、「「いる」が保証されないと「する」に至らないから」という文脈でそれが言われるとちょっと気になる。

そうなると「いる」は「する」の条件であることにおいて必要だというだけで、「いる」そのものの価値は語られていないではないか。

いや、価値などなくてもいいのだが、「いる」の快は一体どこにあるのだろうか。

「する」という能動性の一切を奪われた川口さんの母親は、何も積極的にはできない。しかし蘭の花に見立てられることによって、周囲の人たちの能動性の一切を引き受ける器になっていく。自分に向かう能動性の束を受け取りつつ、それとは関係なく聞こえる雑踏の生活音、さらにそれら人間たちの生活とは無関係な鳥の声などが集まって川口家のベッドは騒々しい。母親はきっとこう感じていただろうと川口さんは確信する。「ああ、生きるのに忙しい」と。

そうか、忙しいのか！　世界を受け取ることに忙しいのか！

ALSを生きるということは徹底的に受動的な体験だが、それは忙しかったりするのかもしれない。その言葉をわたしは、救いとして受け取った。

受け身と可能がなぜ同じ言葉なのか

受動性といったことを考えるとき、わたしがずっと気になっていることがあった。ちょっとした文法の話である。

「ら」抜き言葉というのがある。このお菓子は「おいしいからいくらでも〝食べられる〟」と言うべきなのに、「いくらでも〝食べれる〟」と言ってしまう。これは正しくない。正しくないことはよくわかっているのだが、わたしもよく使ってしまう。

X(旧Twitter)でもしばしば「ら」を抜く。理由は簡単で、〝食べられる〟と書いてしまうと、可能であることを言いたいのに、「ライオンに食べられる」のように一瞬受動に取られてしまうからだ。読み飛ばされることを前提に書くSNSでこれは致命的だ。

そもそも「何かができる」というのはその人の中に能力があって、その力で当該の行為が可能になるという極めて積極的な意味を持つのに、それが正反対の受け身と同じ言葉であることがおかしい。だから〝食べれる〟は可能を言いたいときに使い、〝食べられる〟は受け身のときに使う——というように区別している人も多いと思う。

中学生のとき国語の授業で、「れる/られる」は可能・受け身・自発・尊敬の意味を持つ、と教えられた。最初は、意味が違うどころか可能と受け身のように正反対の意味を持つものが同じ言葉であること自体に疑問を持っていたが、そのうち「そういうもんなんだ」と思い込んで(というか「そういうもんだ」と教えられ)、ただ丸暗記をしていた。

「そうだったのか!」と腑に落ちたのは、大澤真幸さんの『生きるための自由論』(河出書房新社)を読んだときだった。

大澤さんは、まず「可能」をあらわす「れる/られる」という語尾は、一見「可能」とは関係がない意味を担っていると言う。「自発」(〝生まれる〟)はまだしも「可能」と近接しているが、「尊敬」(〝来られる〟)はまったく無関係だし、「受け身」(〝教えられる〟〝殺される〟)に至ってはほとんど逆の意味であると述べ、この語尾について考えるべきことを提示する。

可能とは、自らが主体的になしうるということなのだから。どうして、このような意味が、一つの語に混在しているのか? 「可能」を意味する語尾が、どうして、「可能」とは無縁であったり、反対であったりする意味をも表しているのか?

(『生きるための自由論』六二頁)

そう、まさにこれこれ! この謎が解けていく詳細は同書に譲るとして、結論的な部分だけを抜き出せば次の一文となる。

「何かができる」ということの自覚の内に、他者性が、その行為が他者に帰属し、他者の選択に規定されているという感覚が、含まれているということを、この日本語の用法は暗示しているのではないか。

（同書六九頁）

一般的に、何かを「なしうる」ということは個人に所属する能力であると考えられている。しかし同時に、「なしうる」ことが、他者から許されているという感覚もある。自分ではコントロールできない何者かから、それを「なしうる」機会や力が与えられる。あるいは「やってくる」。すべてを自己に備わった能力に由来させるのではなく、「何かを与えられた人」として自分というものを考えれば、可能と受け身が同じ言葉であることはむしろ当然なのだ。

そういう視点でみると、「可能と受動は意味がまったく逆なのに……」と考えること自体が倒錯しているのかもしれない。「何かをなしうる」ことが、なんの疑いもなく個人能力に還元されてしまっているという現在のわたしたちの感覚こそが変なのかもしれない。そこまで言わずとも、この時代に特有の負荷が掛けられているのだと思う。

……そうか。「される（受け身）」と「なしうる（可能）」が同じ言葉を使うのは、意味が同じだからだ。川口さんのお母様の体もまた、「される」と「なしうる」が同時に降り立つ「場」になっていたのだ。

3　いい「波」はどこから来るか

川口さんのお母様の体は、世界の豊穣を受け取る「場」になっていた。こう書けば、いくらでも批判はやってくるだろう。そもそも「場」にされたほうの当人の人格はどうなる。難病を患った人を美化したがる健常者の新しいやり方か。いやまったくそう言われても仕方ないのだが、ここでちょっと踏ん張ってみる。

個人を「場」にするような発想は、たとえ川口さんのお母様のような個別の事例について言い得たとしても、一般化してはいけないのは当然だ。そこは踏まえつつも、行為の意図や責任をすべて個人に帰するような考え方には、わたしはかねて疑問を持っている。

よそに行ったら縛るから

これは〈ケアをひらく〉シリーズではないが、わたしが医学書院に移って最初に手掛けたのは、一九九九年に出した『縛らない看護』（吉岡充・田中とも江編著）という本だ。当時は老人病院に入院した認知症高齢者が歩き回らないようにベッドに縛ることが横行していた。それを医療用語では「抑制」といっていた。

手術後にせん妄状態になって暴れ回ったりなどの一時的なことではなく、老化に伴う認知機能の低下によって徘徊するのを、「危ないから」などの理由でベッドに縛りつける。認知機能の低下した高齢者はそんな事情がわからないから「われを解放せよ」ともっと暴れる。するとさらにきつく縛る。

この負の連鎖に入ったら、原理的には死ぬまで縛りつづけなければならない。時間的進行に依存する「老い」は治るわけがないし、いわゆる問題行動を緩和する方法は、当人が抑圧と感じているものをなくす、要するに「優しく接する」以外ないのだから、縛っておいて「やがてよくなったら外します」というのは実現不可能な設定である。

当然それは問題視されていたのだが、目の前に暴れる高齢者がいれば、とりあえずは「抑制」せずにはいられない。方法論がないからだ。そこで、実際に縛ることをやめた東京都八王子市の上川病院の吉岡充院長と田中とも江看護部長に、その考え方と具体的な方法を記してもらった。この本の制作中に老人施設での「身体的拘束の禁止」が厚生省令で定められたり、その後の全国的な運動に発展したりと社会的影響力を持った本だと思っている。

『縛らない看護』をつくっているとき、打ち合わせの前か後か忘れたけれど、なにかの拍子に吉岡院長がこんな趣旨のことを呟いたのを覚えている。

「うちもがんばっているけれどね、まだまだなんだよね。というのは彼女らは別の病院に行ったらきっと縛ってしまうからね」

つまり上川病院の看護師たちは自分自身で「縛ってはいけない」という強い信念を持っているわけではなく、ただこの病院の文化にしたがって縛らないだけなんだ。だから縛ることに違和感を持たない病院に行ったら、そこの文化にしたがって縛るだろうと。

これを聞いたとき、わたしはちょっと感動した。一人ひとりが抑制についてそこまで深く考えるべきであり、強い信念を内在化するべきだという院長の真摯な姿勢に対して。

「内面」という無間地獄に落ちる前に

しかし、じつは、今では少し違う考えを持っている。

院長の言うことは一般論として正しいし、そのとおりなのだろうが、「人は内面から変わらなければならない」というような心理主義は、現場ではむしろ害になるのではないかと感じている。

良心的なケアを提供しているとして有名な高齢者施設の人たちが、「内面から変わらなければ利用者にはすぐバレる」というある種の真実を強調して、自己啓発セミナーのような研修をはじめたことがあった。しかし、まず「正しく感じる」ことを強制され、次にいくら行動を修正しても「それは上辺だけの対処だ」と評価され……というサイクルに入り込むと、際限のない暗い世界へ闇堕ちするしかなくなる。

人はなにより環境とのインターフェイスによって行動するのだから、行動の根拠を個人の内面にだけ求める必要はないのではないか。少なくとも自分たちの施設では「縛らない」ことが常識であればいい。そういう治療文化をあちこちでつくればいいのであって、あるいはそうした治療文化ができるような制度や経済的支援をすればいいのであって、なんでそんなに個人の内面にこだわるんだろう。なんで「最後は個人」なのだろう。外部(環境)の支配に抵抗するのが「真の人間」だという物語に、なんでこんなに依存しているのだろう。

べてるに来れば病気が出る

そう考えはじめたのは、やはりべてるの家に行ってからだ。自分自身で気づいていたが、べてるに行っている最中は、なぜか「いい人」になるんですよね、わたし自身が。

朝のミーティングでは見学者も含めて今日の気分や体調を報告する。こういうの、なんかイヤじゃないですか。どこまで何をどう言えばいいのかを含めて振る舞い方がわからないし、輪になってしゃべる順番が回ってくるのはそもそも苦手だ。そう思って背中を丸めて座っていると、みながあまりに無防備に気分や体調を話すせいか、気分がほどけてくるのを感じる。たぶんあらゆる局面で「評価」がないせいなのだろう。自分がどう思われるかも、他人をどう思うかも気にならなくなる。それでどれだけ空気が軽くなることか。

べてるの家にはさまざまなキャッチフレーズがあるが、そのうちの一つ「べてるに来れば病気が出る」というのは、いろいろな含意があって味わい深い。今書いているこの文章の文脈でいえば、取り繕うことなく、安心して自分の弱点や病気を表に出してしまえる、ということだ。あるいは弱点や隠したいことが知らずに出てしまっていても「まあいいや」と思えてしまう。

わたしは一時「べてるトラベル」と自称していろいろな人をべてるの家に連れていった。同行者の意外な側面に驚いたり、こんないい人だっけ？と思ったり(笑)。まあ、人って場所によって変わるものです。

もっともまったく変わらない人もいて、『やってくる』を書いていただいた郡司ペギオ幸夫さんがそうだった。朝のミーティングでメンバーも見学者も自己紹介をする。メンバー席に近いところに座っていた郡司さんは、こういうのがあまり得意ではないこともあり、ボソボソと下を向きながら「早稲田大学で……教えています」と言った。郡司さんをべてるの家の当事者のひとりと思ったのか、わたしの隣の席に座った援助職の人がおそらくいつもの仕事のように、額に傾聴&共感マークを貼り付けて首がちぎれんばかりに頷く「援助者しぐさ」をしていたのがおかしかった。

なぜ、いい「波」が来るのか

べてるの家に行くと、自分がいい人になっていることに気づくと書いた。第Ⅰ章では、べてるまつりの舞台に上がってしゃべったときに、なぜか緊張しなかったとも書いた。

言うまでもなく、わたしは東京ではいい人ではないし、人前でしゃべるときには相変わらず緊張する。ぜんぜん変わっていないのである。ただそのときの波に乗っているだけだ。いい波が来ればなめらかだし、ややこしい波が来ればややこしい人になってしまう。それだけである。「吃音者の方法」として、「波に乗る」と言葉が出やすいと書いたが(七〇頁参照)、波に乗せられるのは言葉だけではない。〝人格〟だって波に乗ってやってくるのである。

人の言動はもとより、ときにはその人自身を変えてしまうような勢いのようなものを、ここでは「波」と書いた。べてるの家はいつもいい波が来ている「場」なのだ。ではそのいい波はどこからやってくるのか？

第Ⅰ章の「3 編集の先生」で述べたのと重なる部分もあるが、大切なことなので繰り返しを厭わずに書いてみよう。

べてるの家での当事者研究を見ていると、共通する大きな特徴がある。そこで俎上にのぼっている具体的な行為(たとえば摂食障害や、幻聴に振り回されること)そのものについてはネガティブな評価を一切加えないことだ。たとえば向谷地さんは「摂食障害は身体を痛めるからやめよう」とかは絶対に言わない。現場に行って驚くのだが、言わないだけでなく、本当にやめたほうがいいとは思っていない。「批判しても治らないから批判しない」のではない。ここが多くの支援者とは違う。

むしろ、その行為に至る原初のエネルギーそのものへの称賛がまずある。「その暴れ方がいいね」という向谷地さんがよく口にする言葉は、「次に批判をするためにまず褒める」といった技法的なこととはまったく無縁なところにある。行為に向かうエネルギーそのものは称賛し、貴重なもの、大切なものとして保存するが、そのままでは本人も苦しいし周りも困るので、エネルギーの向かう方向を変えるだけだ。

方向を変えるには、まず現在そうなっているメカニズムを知る必要がある。摂食障害であれば、そうなるメカニズムを仲間と一緒に研究する、という流れになる。あなたにはそれをせざるを得ない理由があるのだから、一緒に「研究しよう」というわけだ。

たとえば『べてるの家の「当事者研究」』の冒頭に出ている渡辺瑞穂さんの摂食障害の研究は、「原因を探り、どうやったら治せるか」という〝追及〟を避け、むしろ「どうやったら摂食障害になれるか」という方向で検討する。社会的な規範に従順になって、最初から結論が決まっているようなありがちな話から、この時点ですでに逃れている。

規範から遠く離れて

このように「研究」のいいところは、社会的価値観から自由でいられることだ。ヤクザは反社会的集団だから、その特殊な組織メカニズムを研究してはいけないとはいわれない。セクハラの研究をするからといってセクハラを容認しているわけではない。

社会的価値観から離れて、対象のメカニズムそのものを見つめる。この行為は芸術鑑賞にも似ている。

「この絵を描くことによって作者は何を言いたいのか」といった視線から離れて、ただ純粋にその絵の具の流れや色のリズムそのものを味わったりするところに絵画を見る楽しさがあるのだとしたら、当事者研究にもそういった部分がある。社会的規範から逃れているのはもちろん、自分のことなのに他人事のように自分の行為を観察して、「解像度の高さそのもの」を表現しているといったところがある。

レビー小体型認知症と診断されている樋口直美さんは『誤作動する脳』で、かつての自分の時間感覚と現在の時間感覚の違いを次のように表現した。

時間という一本の長いロープがあり、ロープには隙間なく思い出の写真がぶら下がっています。ロープをたぐり寄せると、写真は次々と手元に現れます。ロープには時間の目盛りがあり、人はその目盛りから一瞬でロープをたぐり、（遠くなるほど曖昧になるとはいえ）必要な記憶を自在に引っ張り出すことができます。

私には、そのロープがありません。

（『誤作動する脳』一〇二頁）

こうした感覚の変化を樋口さんから聞いたとき、その経験をした人でなければわからないアクチュアリティに感銘を受けた。むしろなぜ多くの人は時間のロープを持っているんだろう。あるいはなぜロープを持っていると思い込んでいるのだろう。それが切れた樋口さんはどんな混乱の中を生きているんだろう。自分だったらどうなるだろう。無限にそんな連想が働いて、もはや障害どうこうを越えて、人間の時間意識の探検隊として本を書いてほしいと思ったのだ。

また、先ほどあげた渡辺さんの摂食障害の当事者研究であれば、「どうやったら摂食障害になれるか」という問題設定によって、まずどんな食べ物が食べ吐きに都合がいいかをみんなで考える。ワイワイガヤガヤ検討した結果が、納豆や豆腐だったりする。その粘りが食道の水分と融合して、ちょうどいい「ぬめり」となってツルッと吐きやすいのだそうだ。こういう解像度の高さを目の当たりにすると、当人の苦しさを越えて、経験専門家とはこういうことかと深く納得するのだ。

社会的な約束事から遠く離れて「研究」をし、それを「芸術」作品のように意味を離れて味わう。そんな規範から逃れたアジール(避難所)にだけ、いい波はやってくるのだと今なら言える。

4　受動性と偶然性

この第V章では「「受け」の豊かさに向けて」というタイトルどおり、受動性について考えている。

川口有美子さんの『逝かない身体』で描かれていたのは、一切の能動性を奪われた受動性の極致としてのALSのお母様と、そのお母様が生きている限り発する微弱な身体的サインを、これまた一方的に受け取る側に立たされた介護者たちの姿だった。そこから、何かを「なしうる」力は個人の中に能動性として宿るばかりでなく、ある種の「場」に受動的に宿るという話になった。そんな状況依存的な力を「波」として考えてみた。

ここでふたたび「受ける」ことについて考えてみたい。ただ今度は抽象的なことではなく、サッカーにおける「ボールを受ける技術」についてである。

蹴る前に受けるスポーツ

わたしは、大学時代はさすがに実力がなくて中断したが、社会人になってからふたたびサッカーをはじめた。最初の会社で岐阜配属になり、夕方五時には仕事が終わるので時間を持て余し、地元のサッカークラブに入った。これがなかなか本格的で、週に二回の練習と週末の試合というスケジュール。あまりの練習の厳しさに途中で嘔吐したこともある。まさか社会人になってまで酒以外で嘔吐するとは思っておらず、吐きながら笑えてきたのを覚えている。

実際にやっているときはうまく言語化できなかったのだが、あるときサッカー中継を見ていたら、「そうか、サッカーってボールを受けるスポーツなんだ」という悟りがやってきた。そのためにはまず、ボールを持っている人が蹴りやすく、なおかつそこで受けたら相手が困るような場所(スペース)を見つけなければならない。

攻める側はそこにボールが出たら一気にチャンスになるスペースを見つけ、守る側はそうしたスペースができないように注意する。とはいえひとりがドリブルで抜かれたら別のディフェンダーはカバーに走らざるを得ず、するとそのディフェンダーが動いたあとに新たなスペースができるから、攻める側は今度はそこに走り込む。そんな短い時間で点灯したり消滅したりするスペースを探し合うのがサッカーだ。すべてはボールを受けるためである。

サッカーの基礎練習はボールを蹴ることだろうが、実際の試合で物をいうのは、むしろボールを受ける技術である。「受ける」とはまずは今言ったような、相手にとって困るスペースを見つけられること、そこへ素早く走り込めること、実際に来たボールをうまく止めること、など。蹴るのはボールを受けてからの話だ。

球技は一般に出す人と受ける人の共同作業でボールが移動するわけだが、足を使うというボール操作の自由度の低さから、サッカーは他の球技に比べると「受け」の重要度が高くなる。

さらに、これは手と足の巧緻性の違いからくる問題でもあるのだが、投げるときは受け手を見ていれば済むのとは違って(投げる手先自体は見ない)、蹴るときには受け手ではなく足下のボールを少なくとも一瞬は見なければならない。そのぶん視野が極端に狭くなる。これが決定的だ。だから味方が蹴りやすい場所に動く「受ける技術」がより重要になってくる。

わたしはミッドフィールダーを長いことやっていたせいもあるが(晩年は足が遅くてスタミナのないサイドバック)、狭いスペースで足元のボールを見ている味方の視野に入り、同時に相手の選手の陰に隠れない位置に動くことだけをやっていたような気がする。こうすると味方は楽にパスを出せる。パスがつながればゲームを支配することができる。

受動性や偶然性が排除される

……と半可通なサッカー論をぶってしまったが、この「受け優位」は、編集の話に似ていると思って書いてみた。

ある程度の年月、編集という仕事を続けていると「どうやってあの本を企画したのですか?」などと聞かれるようになるが、多くの場合うまく答えられない。なぜなら聞く側は、わたしの「能動性」にフォーカスして問うているからである。どうやって企画を練って、どうやって著者を見つけ、どうやって書かせたのか、と。

「どうやって……」と聞かれると、ついこちらも「〇〇という本を読んでいたら××が現代的課題だとわかり□□さんに依頼メールを送ったんですよ」的な答えをしてしまう。聞く側の能動性モードに乗って、こちらも能動的に答えてしまう。答えながらも「そんなはずはない……」とは思っているのだが。

そうかといって、できるだけ正確に話そうと思えば、そのような企画に気づいた自分の状況自体をダラダラ話さなければならず、それはそれで余計嫌われる。第一、そんな個別的な事例を持ち出されても、聞く側も困るだろう。個別性というのはつねに受動性や偶然性という自分がコントロールできない契機をはらんでいるから、次の機会にそのまま使えるわけではない。つまり聞く側の役に立たない。

「方法」というのは結局、周囲の環境から影響を受けてしまう受動性や偶然性を排して、「どんな状況でも使える」やり方を指した言葉なのだ。それだと、肝心なポイントを取り逃がしてしまう。

『食べることと出すこと』を書いていただいた頭木弘樹さんの言葉をお借りすれば、スープから箸でつまめる具だけを取り出して「これがスープだ」と言うようなものである。要するに、受動性や偶然性といった「自分のコントロールを外れたもの」による触発こそが本の企画のうまみそのものであるのにもかかわらず、それについては語れない説明の仕方なのだ(ちなみに文学紹介者の頭木弘樹さんは、現実と対比したときの「言葉で表現できること」の小ささをこのスープのたとえであらわした。すばらしい。同様に自然科学で表現できることの小ささを精神科医の滝川一廣さんは「夜道で落し物をした紳士」のたとえ話で教えてくれた。紳士が街灯の下だけを熱心に探している。「そのあたりに落としたの?」と尋ねたら、「いや、明かりのないところを探しても見えないからね」と紳士は涼しい顔で答えた)。

実際の本の企画プロセスは受動性や偶然性に満ちているにもかかわらず、それについて語ろうとすると能動的になってしまう。それは聞く側が「方法」を聞いているからだ。しかし今述べたように、個別の事情を濾《こ》したあとに残った残渣《ざんさ》を「方法」と呼ぶのである以上、その「方法」からは個別の事情を感受する機能はあらかじめ奪われている。困ったことに、企画というものは個別の事情を感受することからしか、はじまらないのに――。

むずかしくなってきたので、ある本の企画がどうやってできたのか、個別の事情を記していきたい。

中動態と能動的受動

〈ケアをひらく〉シリーズの中でも、生命基礎論研究者の郡司ペギオ幸夫さんによる『やってくる』は、ときに奇書扱いをされるほど個性的な本である。しかし、世界の成り立ちのふしぎについて探索した、これほど真摯でスリリングな本はないとわたしは思っている。

残念ながら、これがどんな本なのかを一言で説明する力はわたしにはないが、「ケア」という文脈でならこんなことは言える。わたしたちの日常は既知のものの組み合わせではなく、外部からその都度「やってくる」想定しえない何かによって偶然成り立っている。だから日常生活は何かを成すためのスタート地点ではなく、それ自体すでにして奇跡的な達成であり、体を張って守るべきものなのだ、と。

ケアという「小さき行為」の奥底に眠るこうした過激な思考が、ひしひしと、それでいてどこまで意図的なのかわからないユーモアにくるまれて迫ってくるような本である。

この拙い紹介からもわかるように本の全貌はまだつかめていないのだが、「ここに何かある」という確信だけはある。確信だけではこれ以上記述が進まないので、もはや内容に立ち入ることはせず、企画が立ち上がった経緯についてお伝えしたい。

きっかけは書店で開かれたトークイベントだ。『天然知能』（講談社）を上梓した郡司さんが、盟友の社会学者・大澤真幸さんと話し合うという。同書をワクワクして読んだわたしはすぐに申し込んだ。郡司さんが書いたこと、語ることを大澤さんがわかりやすく解説するといったトーンでトークは進んだ。

わたしは郡司さんが「能動的受動」という言葉を発していたのが気になった。それはたとえば「水たまりに釣り糸を垂らしても魚は釣れないから、海に出る」という比喩で説明される。魚がかかるのは受動的体験だが、そのためには海に出るという能動性が必要になる、といったことだ。

ちょうどその数年前に國分功一郎さんの『中動態の世界』を刊行したところだったので、終了後、わたしは郡司さんに挨拶をして「能動的受動って中動態に近いんでしょうか？」と聞いてみた。

郡司さんはいろいろな話をしてくれたが、わかったのは郡司さんが興味があるのは「運動」なのだということだった。中動態という文法用語で語れることはたくさんあるが、郡司さんはあくまで自分がどう世界にかかわるかに興味があるのだなと。『やってくる』の中にＵＦＯの話が出ているが、それに従えば、ＵＦＯの真贋論争という「説明」には興味はないが、どうやってＵＦＯを呼んだのかは知りたい、ということだ。

わたしはその話を聞いて、郡司さんという人にがぜん興味を持ってしまった。というか持たされてしまった。「説明」ではなく「体験」のレベルで中動態や能動的受動という言葉が指し示そうとしている世界についてもっと知りたい。日常という一見固そうに見えるアスファルトをめくると、とんでもない熱いマグマが噴出してまったく別様の世界があらわれうることを郡司さんに書いてもらいたくなった。

こうして『やってくる』の企画書ができあがったのである。

弱い編集

『やってくる』がわたしのもとに「やってきた」体験の一部を記してみた。

本を読んでなんとなく気になったので話を聞きに行き、そこで気づいた話をしているうちに、当初は想定していなかった考えが出てきて、依頼をした、という話である。

わたしがかかわった本は多かれ少なかれこのような経緯をたどってくる。たとえば沖縄でのデイケア体験を書いていただいた東畑開人さんの『居るのはつらいよ』の打合せでは、新宿の喫茶店を二件ハシゴした。話しているうちに楽しくなってしまったのだ。どこでデイケアの話になったのかは覚えていないが、東畑さんが「居る」ことのむずかしさを物語ベースで進めていくアイデアを出してくれたときに、それまでの雑談も含めた会話がすべてそこに収束したような感じがした。

著者と話す前にはいつもプランはないが、著者と話すことによって何かが触発される。そんなふうに、そのときどきの相手や、状況や、周囲の雰囲気に大いに左右されてしまう「弱い編集」の話である。先に自分でプランを持っていて、それにふさわしい著者を発見し、実現するような「強い編集」の対極にあるやり方だ。

自分でコントロールできないプロセスが発生することを厭わない、もっといえばこうした危うさが喜びに思えるような心持ちが編集者には必要なのかなと個人的には思っているが、果たしてそれが正しいのかどうかはわからない。ただ、もしこれをべてるの家の向谷地さんに相談したら、きっとそうやる以外の方法を持たないわたしの「弱さ」という傾きを、笑いながらグッと押して、さらに傾かせてくれるだろう。そしてわたしはおそらく、同じことを著者にするだろう。

最終章は、そんな「弱い編集」の実際を紹介して、稿を閉じたい。

Ⅵ　弱い編集

――ケアの本ができるまで

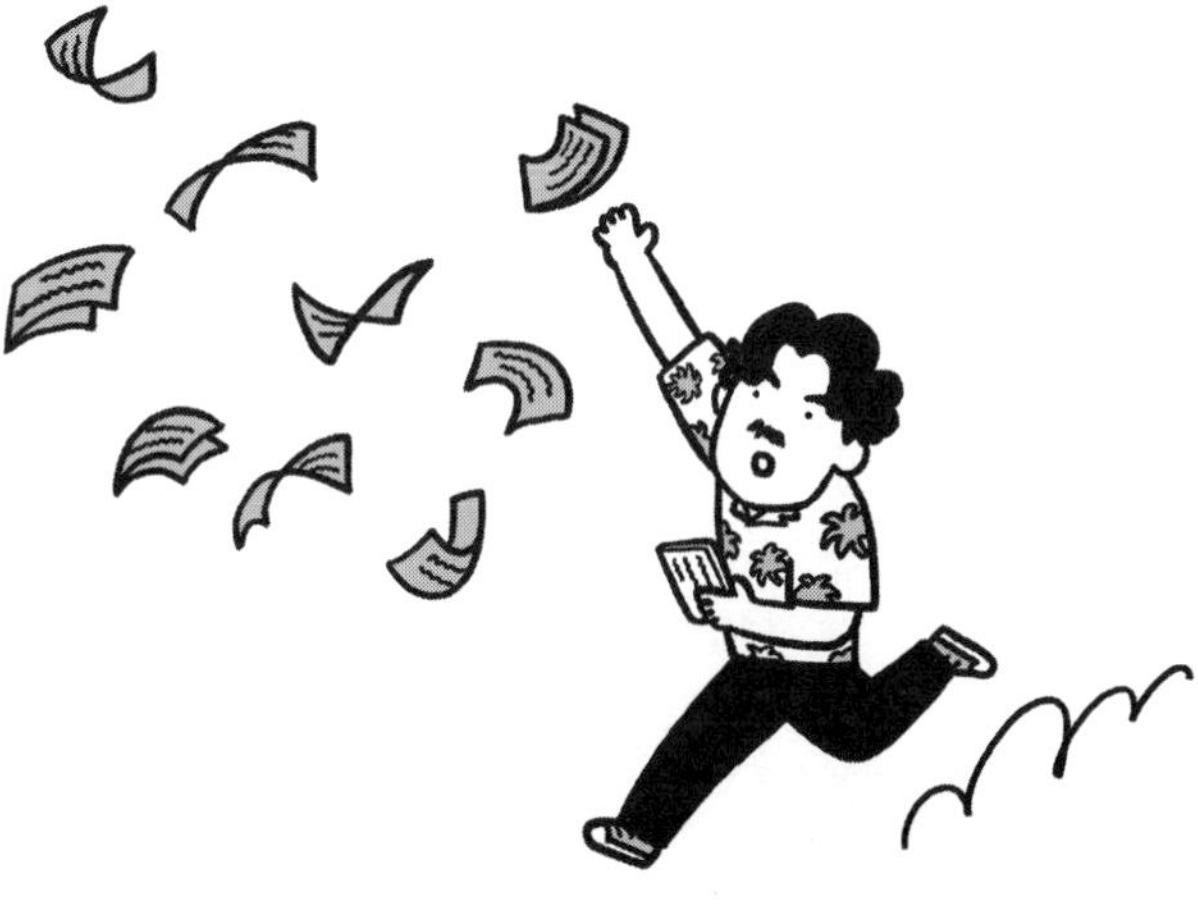

1　山の上ホテルのペーパーナプキン

――中井久夫・山口直彦著『看護のための精神医学』

むずかしくてよくわからないけれど、すらすら読めてしまう本というものがある。わたしにとってはそれが中井久夫の本であり、なかでも『治療文化論』（岩波現代文庫）である。平坦にみえて底でうねりつづけるリズムに巻き込まれ、文字通り〝読まされて〟しまう。そのようにして読まされた同書の末尾で、こんな文章に行き当たった。

私は決して教科書あるいは概説、総説、解説の書けない人間であることを自覚している。（看護教科書という例外があるが〔…〕。）

（『治療文化論』二三四頁）

どひゃー、この人、看護の教科書を書いているんだ！　そのときわたしは福祉系の出版社にいて、社内少数派の看護書籍を編集していた。この、冷静であるくせに妙に人好きのする文章を書く人の看護教科書ってどんなんだろう……。

地下の薄暗い書庫で

数年後、わたしは医学書院という医学系の版元に移った。ここでは看護の教科書を出している。あるとき「もしかして……」と思い精神看護学の巻をひらいてみたが、中井久夫の名は見当たらない。近くにいたベテラン編集者にそれとなく聞いてみると、なんと現行の教科書の一版前に書いていて、それはそれはすばらしいものだったが改訂時に別の著者に変わってしまったのだと、聞いてくれてありがとうと言わんばかりの満面の笑みで答えてくれた。

その教科書は、たしかに会社の地下の薄暗い書庫に眠っていた。統合失調症を中心に疾患の解説が五〇頁ほど書かれている。疾患の解説なのにいつもの「心躍りする」文章で、次から次へとページをめくらされてしまう。

あっという間に読み終わって、わたしは妙な高揚感に包まれていた。書庫に仕舞われたこの文章たちは、わたしに読まれることによって十数年ぶりに生き返ったのだという誇大妄想と、この出会いは『治療文化論』を読んだときから運命づけられていて、わたしはこの本を復刊すべく指名されたのだという超誇大妄想の甘いブレンドから抜けられなかったのである。

病院のカビ臭い倉庫で

中井先生に手紙を書き、ご自身も気に入っている文章だというお返事をいただき、復刊への作業がスタートした。しばらくしてから中井先生は意外なことを呟かれた。本になったのはごく一部で、他の原稿は兵庫県立光風病院長の山口直彦先生が保管しているかもしれないと!

さっそくわたしは光風病院を訪ね、山口先生と一緒に、院長室脇のルーフバルコニーに設置された屋外倉庫を探した。カビ臭い倉庫で探すこと約一時間。奥のほうから二重にしたビニール袋が出てきて、中にはたしかに見覚えのある中井先生の文字があった。

原稿用紙にきちんと書かれたものや、コピー用紙風の白紙に殴り書きされたものに混じって、山の上ホテルのペーパーナプキンに書かれた原稿も見つかった。ペーパーナプキン六枚くらいをまとめてB4用紙にコピーしてあるのだが、それが大量にある。山口先生に聞くと、御茶ノ水の山の上ホテルにふたりでカンヅメになって書いたときのものだという。

「中井先生、興に乗るとすごい勢いで書かれるんですわ。もう紙が追いつかなくて、わたしはそこにあったペーパーナプキンを次から次へとペンの下に置いて……」

とにかく書けるものを置かなければ、机や床に直接書き出しそうな勢いだったのだろうか。まるでクレージーキャッツのハナ肇のドラム芸のようではないか(昭和です)。

いつだったか中井先生が「わたしはニワトリみたいなもので、次から次へと卵を産むんですよ。それをみなさんが勝手に料理してくれればいい」とおっしゃったことがあった。まわりの人たちはよくできた喩《たと》え話として聞いただろうが、わたしの頭には、卵を産む中井先生と籠を持って追いかける山口先生の姿が浮かんで消えず、なんだか可笑しくてたまらなかった。

ニワトリと卵と、拾う人

こんな経緯でできたのが『看護のための精神医学』(現在は第二版)である。

「産んだ卵は勝手に料理してくれたらいい」という中井先生の言葉に嘘はなくて、こちらで行った構成変えや小見出し付け、あるいは漢字にするか平仮名かに至るまで何かを言われることはなかった。

ただ、ゲラを返すたびに朱字が増えていく。ゲラの周囲の余白はびっしりと、手書きの流麗すぎる文字で埋まっていた。ゲラの上部中央の余白から横書きで書いていって、右端にたどり着く。ああ落ちる、と思うと下に流れていき、いよいよ下端にたどり着くとおもむろに矢印が伸びて左ページに追加が書き込まれている(もし下端に来たときに紙でも添えたら、そのまま下に続いていっただろう)。

「自分は総説を書く人間ではない」という中井先生ご自身の言葉を冒頭に紹介したが、たしかに書く前から大きな構造を決めてそこを埋めていくタイプの方ではない。むしろ自分の語った言葉の尻尾に自分が触発されて、次から次へと切れ目なく文章が流れ出てくるような感じがする。書けば書くほど書くことが増えてくる。ニワトリの比喩はやはり単なる喩え話ではないのだ。

だから中井先生の本は、目次にあまり意味はないと思う。目次はいわば書くきっかけであって、卵を産むための食料みたいなものだ。それよりつくるべきはむしろ索引である。きらめく言葉を巻末に並べれば、それが出入り自由な入り江になる。身の丈に合った入り江に船を浮かべれば、誰でもいつのまにか本流の豊かな流れに身を任せていることだろう。

生活の政治学

『看護のための精神医学』の後は、有馬病院で定期的に開かれる研修会で中井先生が語ったことをもとに、『こんなとき私はどうしてきたか』をつくった。

そのころはよく中井先生のお宅に朝からお邪魔して、お昼にはお手製のそうめんやスパゲティなどをいただいた。中井先生によれば料理も「生活の政治学」の一環である。政治って何ですかと聞くと「殺さないことだよ」と言われた。そのわからなさも含めてずっと印象に残っていたが、凄惨な殺戮戦がエスカレートし、「殺さないこと」としての政治の不足を思わざるを得ない近年、その言葉の射程の深さに驚かされている。

叶うことはなかったが、わたしはこの政治学についての卓見も含めて、『普通の生活』という本の企画を考えていた。具体的には、精神科を退院した当事者に、中井先生が自分の料理の仕方、住居についての考え方などを伝えるものである。

見せていただいた料理のレシピは中井先生らしく「時間の流れ」がベースになっていた。一枚の紙に複数の時間軸とイラストが組み込まれ、最後にそれらが合流して夕餉《ゆうげ》の出来上がり。病院の普通に合わせた生活から、自分の普通をつくっていくことのむずかしさを中井先生はしばしば口にされていた。

普通への愛と憧れ

中井先生のご自宅をはじめて訪問して書斎に通されたときは感激した。書棚の数冊が、本当に背表紙が見えないように刺さっていた(「背のタイトルに話しかけられてうるさい」とどこかに書かれていた)。翻訳するときは原著者の書斎に合わせたレイアウトにすると訳文が降りてくるというようなことも書かれていたが、そうか、この和室にヴァレリーやサリヴァンがやってくるのか。そう思いながらぼーっとしていると「翻訳はねぇ、文字の色を合わせるだけなんですよ」などと言われてさらに気が遠くなった。

こうして常人とは異なるエピソードを上げればキリがない。だけど中井先生ご自身の感覚からすると、もしかして「才能を持って生まれてしまった」という感じもまた一方にあるような気がする。

言葉の端々に「普通」というものに対する愛(もしかして憧れ)がある、といったら失礼だろうか。幻覚妄想といった特異症状ではなく、体温や便通といった非特異症状に着目することも、何のドラマもない回復過程に着目することも、普通であることのむずかしさを知っているがゆえの気がする。同時に、そのように普通に暮らしている人を傷つけまいとする強い意志もしばしば感じさせられた。

あるときご自宅で打ち合わせ中に電話がかかり、じつに優しい、懐かしそうな声で応対していたことがあった。患者さんからの電話だとすぐにわかった。あとで聞くと「うちの家族からねぇ、わたしたちも患者さんになりたかったわって言われるんですよ」と照れるように語ってくれた。

その数年後、中井先生のお弟子さんの本に推薦の言葉をいただくために、久しぶりに中井先生にお目にかかった。車椅子に乗っておられた。わたしだとわかると「おお」というように、例の懐かしそうな顔をしてくださった。突然、ああ多くの患者さんたちが待っていたのはこれだったのかという理解が降りてきて、胸が詰まり、目の前が曇ってきた。

2 魔法と技術のあいだ
——本田美和子、イヴ・ジネスト、ロゼット・マレスコッティ著『ユマニチュード入門』

ユマニチュードという介護技法がある。赤いサロペットを着た人のよさそうなフランス人のおじさんが、満面の笑みで「ボンジュ〜ル」などと言いながらお年寄りに近づいていくと、それまで大声を出して怒鳴りまくっていたその方が急に笑顔になって、別れ際にはキスまでしてしまう。

NHKでよく放映されていたのでご覧になった方も多いと思う。あれは赤いサロペットのおじさん（ユマニチュード開発者のイヴ・ジネストさん）の独特なパーソナリティのなせる業であり、「普通の人には無理じゃね？」と思う方も多かったと思う。

その後ジネストさんらと『ユマニチュード入門』という本をつくり、帯に「魔法？　奇跡？　いえ技術です。」とデカデカとコピーを付けた手前、「普通の人にだってできますよ」と言いたいところだけど、あえて「普通の人には無理？　うん、半分当たっているかもね」という話を書いてみようと思う。

「好き」にさせる技術

ユマニチュードについて知ったのは、その本をつくる一年ほど前である。フランスで生まれた新しい介護方法があるよ、とか、じっと目を見てやさしく触ると魔法みたいにケアできるんだ、みたいな話だった。わたしはそれまでDVDも含めていろいろな介護方法を教える商品をつくってきたので、何を今さら、というのが正直な気持ちだった。

数日後、あまり気乗りしないまま研修会に参加してみた。すると、どうもこれまで参加したものと雰囲気が違う。圧倒的に女性がウキウキして楽しそうなのである。しばらく経って「ああ、そうか！」と思った。

行為の効果というものは一般的に、「誰が」「どのように」行うかによって決まる。それが技術にかかわることであれば、後者の「どのように」だけが焦点化されるだろう。こんなことはわざわざ言わなくても、世にあふれるマニュアルを見ればわかる。「この技術は正直な人でないと扱えません」なんてことは絶対にないのである。技術体系というものは、属人性というノイズを排除したところにこそあるのだから。

しかし、たとえば認知症のお年寄りにとってはどうだろうか。なによりもまず「誰が」が重要になるのではないか。「あの人なら何をされてもいいが、この人には何をされてもイヤ」と。ここに、ケアがぐっと人格化してくる契機がある。

この人格化が介護職を苦しめることになる。トレーニングで改善可能な技術ではなく、持って生まれた人柄的なものが前景に出てくる。さらに「認知症高齢者にウソは通じない」という精神主義も手伝ってか、介護研修会は「認知症をネガティブに感じるあなたがいけない！」とばかりに、一気に人格改造セミナー化していく場合さえあるのだ。

ユマニチュードもたしかに「誰が」に注目している。属人的である。しかし実際に研修会に参加してみてわかったのは、教えるのはあくまでも「誰にでもできる」技術なのだが、それがそのまま「その人のことが好きになる」ように構造化されている、ということだ。

「最初は感度の鈍い背中から触り、顔は最後に触れるように」とか。

「飛行機が着陸するようにすーっと触ってください」とか。

「手順が大事、いきなりはダメ」とか。

これはもう、フランス式恋愛術のようではないか。一言でいえば、快感をベースにした「身体接触技法」なのである。

人間的というより動物的？

ユマニチュード(Humanitude)とは、この技法の開発者、ジネストとマレスコッティによる造語である。植民地に住む黒人が自らの〝黒人らしさ〟を取り戻そうとはじめたアクション「ネグリチュード(Négritude)」にちなむ。そのことからもわかるように、加齢や障害などによって、さまざまな機能が低下して他者に依存しなければならない状況になったとしても、最期の日まで「人間らしく」尊厳をもって暮らすことを支援する技法である。

日本の文脈だと、尊厳とか人間らしさというと「動物性から離陸した部分」を指すイメージが強いように思う。論語の教える「敬して遠ざける」文化というか、人間同士の距離が離れる方向を志向している。身体接触に慣れていないこうした文化のもとだと、親密さと距離という微妙な関係を制御するような技術は開発されにくいだろう。

そんな「寄らば斬る」的サムライ文化(?)のもとへ、ユマニチュードという黒船がやってきた。ユマニチュードの「人間らしさ」は逆に、お辞儀と抱擁の違いといったらいいのか、身体接触をとても大切にする方向だ。相手を大切に思うからこそ触れる。触れることによって相手は機械から人間になる。他人から身近な「あなた」になる。

ユマニチュードの評価をめぐって、親密さを表現できる技術の到来に喝采を送る層(あえていえば女性スタッフ)と、それが舶来物への賛美にしか見えない層(あえていえば男性管理者)の二つに分かれたのは、いつの世でもあることだ。

ただユマニチュードのおもしろさは、こうした文化の違いに還元できない部分に立脚しているところだと思う。目を見て、肌に触れ、優しい声をかける。これは文化を超えて人に快を与えることではないか。やり方は当該文化に依拠するにしても、だ。むしろ人間が「動物」の一種であれば、その快はつねに通用するのではないか。こう考えていくと、ユマニチュードはむしろ、「動物としての人間」、あるいは「人間の動物的な部分」に照準しているように思えてくる。

わたしがユマニチュードの研修会で感受した華やかでウキウキした気分は、「動物としての人間」を言祝《ことほ》いでいるところに端を発していたのだと今では思う。当時はうまく言語化できなかったが、きっとわたしはこうした雰囲気に圧倒されたのだ。そしてこの「桃の花のお花見」のような研修会に参加していなければ、黒船到来を苦々しく感じるだけで、決して本にしようとは思わなかったはずだ。やっぱり現場、大事。

属人化と標準化のあいだで

快。それは医療の文脈からすればノイズである。気持ちよくたって治らなければ意味がないのだから。だからそんな快の技法は、せいぜい患者を治療ルートに乗せるための手練手管、つまり手段として必要とされてきたに過ぎない。

しかし認知症介護では違う。暴れるのはその行為が不快だからだ。暴言を吐くのはその人が嫌いだからだ。だからそのお年寄りの前では、快は「手段」ではなく「目的」になる。介護者は「快を与える人」としてそこに現れなければならないのだ。

ユマニチュードは、そのための技術を提供していると思った。研修会では人への近づき方、体への触り方、声の出し方など、どうしたら自らの身体そのものを使って相手に快を与えることができるかが伝授される。この身体接触を含めた快を与える技術は、属人性を嫌うマニュアル文化から長らく無視されてきたものだ。さらに性的なニュアンスを含んでしまうため、特に日本では看護教育を含めた学校教育から避けられていた。だからある種のエアポケットだったのだと思う。

「誰が（＝人格化／属人化）」と「どのように（技術化／標準化）」という二つに分割されていたケアの世界に、ユマニチュードはその分割線自体を無効にする「「誰が」を含みこんだ技術」というやり方で乗り込んできたように思う。そこでは技術がその人の魅力に転化してしまい、「誰が」と「どのように」の境界線が溶けてしまう。

ここで冒頭の問いに戻る。魔法でなく技術である、というのはそのとおりである。なんら秘技ではなく伝達可能な身体所作だからだ。持って生まれた才能や人柄にも依存しない。ただ、帯のコピーをより正確に書き直すとしたらこうなるのではないか。

ユマニチュードとは「魔法を宿らせる身体をつくりあげる技術である」と。

実際の体どうしが触れ合う介護の世界では、机上の世界で当然の前提となっていたことが、あっさりと乗り越えられてしまうことがある。

3　弱いロボットの吸引力
——坂口恭平著『坂口恭平　躁鬱日記』、岡田美智男著『弱いロボット』

以前、ある版元で発行しているウェブマガジンの取材を受けたことがある。〈ケアをひらく〉シリーズに注目しているという。ちょうどそのころ、同シリーズの『坂口恭平　躁鬱日記』を編集していたところだったので、必然的に坂口さんの話が多くなった。インタビュアーの女性は、坂口さんというと「押しが強くてちょっとコワイ」という印象を持っているようだった。半ば仕事であっても、人と話していると相手を驚かせたいという欲望がむくむく湧いてくることがある。そのときも「それとの真逆な部分が魅力的なんです！」と言いたくなって、気づいたら「坂口さんって弱いロボットなんですよ」と口走っていた。

坂口さんは弱いロボット。一度口にしたら、彼についてそれ以上の評言はないように思えてきた。

ひとり音楽会と中二病

坂口さんに初めて会ったのは、二〇一一年、奈良県で行われた「「自分の仕事」を考える3

日間」というイベントでだった。少し遅れて会場に着くとひとりの青年がすごい勢いで話している。時間がきて壇上から降りても同じ調子でしゃべり続けている。会場の人とやりとりしている声の調子には勢いがあって、わたしは次の登壇者ではなく、ついそちらのほうにばかり耳を傾けてしまった。

夜になって少人数の懇親会に参加させてもらったが、そこでも彼はずっとしゃべっていた。わたしは人の話を内容として理解する前に、その声の調子や粒立ち具合に聞き入ってしまう傾向がある。内容を聞かずにメロディとして聞いてしまう。そのときもあたかも「ひとり音楽会」のようだった。それでいて不快に思わない、というかずっと聞いていたい気持ちにさせるのは、彼の語りが楽曲として優れていたからだろうと思う。だから話の内容はまったく憶えていないのだが、あるとき彼の口から出た「自分は躁鬱病の診断を受けていて……」というフレーズだけは、耳を通り越して脳みそにまで届いた。

一年以上経ってから、突然坂口さんから電話が掛かってきて驚いた。あのとき聞いた「当事者研究」を自分もしてみた、というような話だった。わたし自身はそんな話をしたことをすっかり忘れていたのだが、彼の日記を送ってもらうことになった。

一読、思念が次から次へとつながって現実と想像の境がわからなくなるような話のグルーヴ感に引き込まれてしまった。しかしこれをぜひ出版したいとわたしに思わせたのは、きらびやかな才能がほとばしっているその部分ではない。鬱状態のときに書かれた箇所――そこでは「鬱記」と呼ばれていた――の、こう言ってよければ、あまりの凡庸さである。

思春期にさしかかるころの中二的な苦しさ(「僕は何をやってもダメだ」的な)が延々と綴られている。いま現在、全国で一〇〇万人は同じようなことを書いてるんじゃないかと思えるくらいに月並みだ。ANA機内誌連載の取材先のドイツで、目に入るもの、聞こえるもの、触れるものを一瞬にして自分の物語内部に取り込んでしまうような圧倒的才能が横溢する同じ日記に、これが収められているのが信じられなかった。

鬱抜けのときに突然電話が掛かってきて「今ねぇ、目の前でお菓子のハッピーターンの粉みたいのがキラキラ降ってきてすごいんだよ!」みたいなことを数分間一方的に聞かされ、突然「じゃあね!」と切られたときにこちらの胸に湧き上がってきた爽快感と幸福感は忘れられない。その同じ人が、洗濯物を畳めないから自分はもう生きている価値がないと思い込んでしまう。

そんな両極端がひとりの中で成立していることの戸惑いと苦しさは、凡庸そのもののわたしにはまったく理解できないものでもあった。そして、あぁこの人は一方でこんな「弱さ」を抱えているのかと思ったとき、わたしはすでに坂口恭平の圏内に吸引されていたのである。

閉じない人たち

「どうやって本を企画しているのですか？」と聞かれても、うまく答えられないと書いた（二一〇七頁参照）。なかにはうまい答えをする人もいるかもしれないが、きっとかなりいい加減に答えていると思う。

聞いている人はたとえば、今後の企画のためにどういう方向に情報のアンテナを伸ばしたらいいか、というように〝未来に向けた〟時間軸で聞いているのだが、現実は「あのときあれがあったから企画できたんだよね」というように〝過去に向かって〟しか言及できないからだ。企画がある種の思いつきであるなら、「意図的に思いつくことはできない」のである。気づいたらこうしていたというように、事後的・受動的な相においてしか表現できない。

『坂口恭平　躁鬱日記』は今ここで述べたようなかたちで、つまり坂口さんに巻き込まれるようにして出来上がった受動的な本だが、一方の岡田美智男さんの『弱いロボット』はもう少し能動的だ。偶然手にした雑誌『現代思想』で岡田さんのロボット論を読んで、ぜひこの人のケア論を読んでみたいと思い、日を置かず岡田さんに手紙を出したのだった。

今でもそうだろうが、福祉や看護は、たとえば医学などに比べて「遅れている」と思われている。科学的じゃない、からである。だけどここでいわれる科学とはせいぜい因果関係が明確だという程度のことである。因果関係なんて、登場する変数が少なければ少ないほど際立ってくるものだ。ある意味では、閉じられた世界でこそ成立する営みでもある。

しかし岡田さんの考えるロボットは自分を閉じない。閉じないから、単体としてはツッコミどころ満載で、どうみても「弱い」。もしその能力を数字としてカウントしたら、それは限りなく「0」に近いだろう。しかし、そこに余白があるからこそ他者が入り込めるのだと思う。その結果、気づくとそこは豊かな場になっている。

岡田さんは福島県の出身で、大学も東北だ。初めて関西に行ったときにみんなしゃべりがあまりにうまいことに衝撃を受け、おしゃべりロボットみたいなものをつくろうとしたらしい。でもそこで気づいたのは、「おしゃべりはひとりでは成立しない」ことだった。

手紙を出した数日後にうかがった豊橋技術科学大学の研究室で、岡田さんは淡々と、というより訥々《とつとつ》と、そんな話をしてくれた。なんかわたしの心は晴れ晴れとしてきて、そのままご自宅にうかがって、たくさん飲んで寝てしまい、東京の会社に向かったのはその翌朝だった。

坂口恭平さんと岡田美智男さんは、見た目も業績も性格も生まれも何から何まで違うけれど、ふたりとの出会いについて書いていたら、「なんか似てる」と思えてきた。弱さの質が似ているんだろうと思う。もしかして、わたしの中にもあるふたりに似た部分がそう思わせたのかもしれない。

あとがき

昨年（二〇二四年）の年の瀬、〈ケアをひらく〉シリーズの著者を含めた方々と、新宿で毎年恒例の忘年会を行った。その席でわたしは、今本を書いていること、もうすぐラフ原稿までは行きそうだけど自分ではおもしろいかどうかよくわからないこと、書くというのは大変だなとしみじみ思ったことなどを伝え、今までみなさんにこんな苦しい思いをさせて申し訳ない！と頭を下げた。

みんな、やっとわかったか今ごろ遅いわおととい来やがれみたいな顔をしてひとしきり盛り上がった後、『リハビリの夜』の著者、熊谷晋一郎さんが遠くの席から心配そうに「わたし、読みましょうか？」と声をかけてくれた。びっくりしていると、ニッコリ笑って「今度はわたしが編集しましょう」と。一瞬、場のノリで冗談なのかなとも思ったが、気が変わらないうちにその場で「ぜひ！」とお願いした。

わたしはその後一週間くらいでラフ原稿をまとめ、熊谷さんにメールで送った。年末ぎりぎりに校正ゲラを送られた著者がよく、「自分たちはぬくぬく正月休みを楽しんでいる間に作業しろってことか！」みたいな編集者に向けた呪詛をSNSに書いているが、それどころの話ではない。編集者が勝手に書いた原稿を「正月に読んでくれ」と言って送っているわけだから。

しかし年が明けてしばらくすると、熊谷さんからメールが届いた。この原稿にはケアをテーマにした作品の内容を具体的に記述した部分と、その作品がいかなる編集プロセスの中で生成されたのかを紹介した部分が交互に繰り返され、その両者が同じメッセージを伝えているため、「ケア＝編集」という命題が証明されていくような一冊になっている。そんな趣旨のことが書かれていた。

ありがたさで胸がいっぱいになった。自分が書いている本の輪郭が、そのとき初めて見えたように思えた。熊谷さんはいつもこうやって、なにか不定形なものを、言葉というリボンで結んで一つの塊にして返してくれる人なのだ。

メールの中には「〈個人〉からそれを包む〈社会〉へ。〈図〉からそれを包む〈地〉へ。〈分子〉からそれを包む〈分母〉へ。時間を止めて振り返ることから、時間を進めることへ」という言葉が記されていた。この本はそうした方向に向けて書かれている、ということだろう。そう、たしかにわたしは、そのとき問題になっているものやことから、いかに視点を後ろへ後ろへ引いていくかに興味があるのだと思う。

本書の冒頭に、「失禁したときに世界は遠くなるが、しかしそのときに初めて太陽や空気や地面などの存在に気づく」という熊谷さんのエピソードを引用した。このときはケアというものは言葉にしにくいけれど、じつは太陽や空気や地面に匹敵するほど高貴な存在なのだと多少ハッタリ気味に書いたわけだが、書き終わった今の時点では、それは字義通り受け取ってもらって構わないと思っている。

付け加えるなら、太陽も空気も地面もケアも、近づいて凝視するのではなく、ぐぃーっと後ろへ後ろへ引いて、焦点を合わせないでぼんやりと眺めたときに見えてくるものだと思う。そうすると、存在そのものではなく存在の「条件」が見えてくる。そこでは無数の「ケアする人たち」が、せっせとヒビ割れた路面を補修したり、花壇に花を植えているに違いない。


わたしは医学書院を定年退職するにあたって、同社の雑誌『精神看護』二〇二四年三月号で、二五年間担当してきた〈ケアをひらく〉の一冊一冊について語った(特集名「白石正明さん(編集担当)が主観で解説するシリーズ「ケアをひらく」全43冊」)。その記事を読んだ岩波書店の奈倉龍祐さんに声をかけていただいたことから、この本の執筆がはじまった。

当初は「ケアと編集は近い」という感覚だけはあったが、どこがどう近いのかはよくはわからなかった。そこでいつも著者に言うように「それを探すために書くんですよ！」と自分に言ってみたら、どこかでシフトチェンジが起きたらしく、どうにか書き終えることができた。

今、ケアとは何か、と聞かれたらこう答えるだろう。

「それ自身には改変を加えず、その人の持って生まれた〈傾き〉のままで生きられるように、背景（言葉、人間関係、環境）を変えること」と。

編集もおそらく似たような行為なのだろう。文章に改変を加えるより先に、その人や文章の〈傾き〉が輝きに変わるような背景（文脈、構成）をつくっていく作業が編集の本態ではないか。そうしたやり方を、わたしはケアする人たちから学んできた。そして、それ以外の編集のやり方をわたしは知らない。


本書がここに至るまでには多くの方々のご協力をいただいた。まずは原稿段階で読んでいただき染み入るようなコメントをくださった熊谷晋一郎さん、綾屋紗月さん。それぞれの登場箇所を確認してくださった著者の方々。みなさんお忙しいにもかかわらず温かく応援してくれ、「編集者冥利に尽きる」とはこのことだと思った。お名前を出すことができなかった著者の方々も含め、これまでのみなさんとのやりとりを思い出しながら書かれたこの本は、みなさんとの共著だとわたしは勝手に思っている。

本書にはかつて雑誌などに寄稿したものに加筆修正を施して収載した箇所もあるが、当時の編集者のみなさんにも御礼を申し上げたい。各章扉と帯表にかわいらしくも微妙に可笑しいイラストを描いてくださった武者小路晶子さんにも感謝を。いつも打合せと称した雑談が楽しいです。帯裏の写真を提供してくださった齋藤陽道さん、いつもありがとうございます。

そして岩波書店の奈倉龍祐さん。編集者の本をつくる編集者は手の内が見透かされているようで、なかなかやりにくいと思う。しかしベイトソンやバフチンに関連した書をいくつか担当された奈倉さんの「ケア」と「編集」への着目と、その理解力には大いに助けられた。この本を書きながら、理解されるということは最大のケアなのだと知った。

最後に、与えられた設問の外で生きること、考えることの豊かさを教えてくれた浦河べてるの家のみなさんと、わたしの編集の先生でもある向谷地生良さんに心からの感謝を申し上げます。

その他、有形無形の援助をしてくださったみなさん、ありがとうございました!

二〇二五年三月

白石正明

主な参考文献

〈ケアをひらく〉シリーズ　医学書院

綾屋紗月・熊谷晋一郎『発達障害当事者研究――ゆっくりていねいにつながりたい』二〇〇八年。

伊藤亜紗『どもる体』二〇一八年。

浦河べてるの家『べてるの家の「非」援助論――そのままでいいと思えるための25章』二〇〇二年。

浦河べてるの家『べてるの家の「当事者研究」』二〇〇五年。

岡田美智男『弱いロボット』二〇一二年。

川口有美子『逝かない身体――ALS的日常を生きる』二〇〇九年。

熊谷晋一郎『リハビリの夜』二〇〇九年。

栗原康『超人ナイチンゲール』二〇二三年。

郡司ペギオ幸夫『やってくる』二〇二〇年。

國分功一郎『中動態の世界――意志と責任の考古学』二〇一七年。

坂口恭平『坂口恭平　躁鬱日記』二〇一三年。

柴崎友香『あらゆることは今起こる』二〇二四年。

東畑開人『居るのはつらいよ――ケアとセラピーについての覚書』二〇一九年。

中井久夫『こんなとき私はどうしてきたか』二〇〇七年。

中村佑子『わたしが誰かわからない――ヤングケアラーを探す旅』二〇二三年。

樋口直美『誤作動する脳』二〇二〇年。

向谷地生良『技法以前――べてるの家のつくりかた』二〇〇九年。

向谷地生良／白石正明聞き手『向谷地さん、幻覚妄想ってどうやって聞いたらいいんですか？』二〇二五年。

村上靖彦『摘便とお花見――看護の語りの現象学』二〇一三年。

村上靖彦『在宅無限大――訪問看護師がみた生と死』二〇一八年。

その他

Luhrmann, T. M. et al., "Differences in voice-hearing experiences of people with psychosis in the U.S.A, India and Ghana: interview-based study," *The British Journal of Psychiatry*, June 2014.

大澤真幸『生きるための自由論』河出書房新社、二〇一〇年。

岡田美智男「人とロボットとの相互行為とコミュニケーションにおける身体性」『現代思想』二〇〇八年一二月臨時増刊号。

熊谷晋一郎「「グルグル」と「爆発」をめぐる考察」『精神看護』二〇一〇年七月号（川上宏人・松浦好徳編『多飲症・水中毒――ケアと治療の新機軸』医学書院、二〇一〇年の書評）。

熊谷晋一郎「自立は、依存先を増やすこと　希望は、絶望を分かち合うこと」『ＴＯＫＹＯ人権』二〇一二年冬号（https://www.tokyo-jinken.or.jp/uploaded/attachment/1062.pdf）。

グランディン、テンプル＋キャサリン・ジョンソン／中尾ゆかり訳『動物感覚――アニマル・マインドを読み解く』ＮＨＫ出版、二〇〇六年。

國分功一郎『暇と退屈の倫理学』新潮文庫、二〇二一年。

斎藤環解説／水谷緑まんが『まんが やってみたくなるオープンダイアローグ』医学書院、二〇二一年。

高野秀行「ADHD診断をめぐる旅」『精神看護』二〇二二年一一月号・二〇二三年一月号・二〇二三年三月号。

高野秀行「コンサータ・トリップ」『精神看護』二〇二三年七月号・二〇二三年九月号・二〇二三年一一月号。

ナイチンゲール、フロレンス／湯槇ます他訳『看護覚え書――看護であること 看護でないこと 第八版』現代社、二〇二三年。

中井久夫『治療文化論』岩波現代文庫、二〇〇一年。

中井久夫『私の日本語雑記』岩波現代文庫、二〇二二年。

中井久夫・山口直彦『看護のための精神医学 第二版』医学書院、二〇〇四年。

畑田裕二「共同創造から共同妄想へ――VR／AR技術を活用した幻視・幻聴当事者研究の実践」『精神看護』二〇二五年一月号。

『べてるに学ぶ――《おりていく》生き方』東京大学大学院人文社会系研究科21世紀COEプログラム「生命の文化・価値をめぐる〈死生学〉の構築」、二〇〇五年（https://ocw.u-tokyo.ac.jp/lecture_files/hs_01/sp2/notes/ja/HS01-1.pdf）。

本田美和子＋イヴ・ジネスト＋ロゼット・マレスコッティ『ユマニチュード入門』医学書院、二〇一四年。

山崎正和『社交する人間――ホモ・ソシアビリス』中公文庫、二〇〇六年。

横道誠／村中直人解説『海球小説――次世代の発達障害論』ミネルヴァ書房、二〇二四年。

吉岡充・田中とも江編著『縛らない看護』医学書院、一九九九年。

白石正明

1958年東京都生まれ．青山学院大学法学部卒業．中央法規出版を経て1996年に医学書院入社．1998年に雑誌『精神看護』を，2000年に〈ケアをひらく〉シリーズを創刊．同シリーズは現在50冊を数え，川口有美子『逝かない身体』が大宅壮一ノンフィクション賞(2010年)，熊谷晋一郎『リハビリの夜』が新潮ドキュメント賞(2010年)，六車由実『驚きの介護民俗学』が日本医学ジャーナリスト協会賞(2013年)，國分功一郎『中動態の世界』が小林秀雄賞(2017年)，東畑開人『居るのはつらいよ』が大佛次郎論壇賞(2019年)，鈴木大介『「脳コワさん」支援ガイド』が日本医学ジャーナリスト協会賞(2020年)を受賞．シリーズ自体も2019年に毎日出版文化賞を受賞する．2024年3月に医学書院を定年退職．

ケアと編集　　岩波新書(新赤版)2063

2025年4月18日　第1刷発行
2025年5月15日　第2刷発行

著　者　白石正明《しらいしまさあき》

発行者　坂本政謙

発行所　株式会社 岩波書店
〒101-8002 東京都千代田区一ツ橋2-5-5
案内 03-5210-4000　営業部 03-5210-4111
https://www.iwanami.co.jp/

新書編集部 03-5210-4054
https://www.iwanami.co.jp/sin/

印刷・精興社　カバー・半七印刷　製本・中永製本

ISBN 978-4-00-432063-0　　Printed in Japan

岩波新書新赤版一〇〇〇点に際して

ひとつの時代が終わったと言われて久しい。だが、その先にいかなる時代を展望するのか、私たちはその輪郭すら描きえていない。二〇世紀から持ち越した課題の多くは、未だ解決の緒を見つけることのできないままであり、二一世紀が新たに招きよせた問題も少なくない。グローバル資本主義の浸透、憎悪の連鎖、暴力の応酬――世界は混沌として深い不安の只中にある。

現代社会においては変化が常態となり、速さと新しさに絶対的な価値が与えられた。消費社会の深化と情報技術の革命は、種々の境界を無くし、人々の生活やコミュニケーションの様式を根底から変容させてきた。ライフスタイルは多様化し、一面では個人の生き方をそれぞれが選びとる時代が始まっている。同時に、新たな格差が生まれ、様々な次元での亀裂や分断が深まっている。社会や歴史に対する意識が揺らぎ、普遍的な理念に対する根本的な懐疑や、現実を変えることへの無力感がひそかに根を張りつつある。そして生きることに誰もが困難を覚える時代が到来している。

しかし、日常生活のそれぞれの場で、自由と民主主義を獲得し実践することを通じて、私たち自身がそうした閉塞を乗り超え、希望の時代の幕開けを告げてゆくことは不可能ではあるまい。そのために、いま求められていること――それは、個と個の間で開かれた対話を積み重ねながら、人間らしく生きることの条件について一人ひとりが粘り強く思考することではないか。その営みの糧となるものが、教養に外ならないと私たちは考える。歴史とは何か、よく生きるとはいかなることか、世界そして人間はどこへ向かうべきなのか――こうした根源的な問いとの格闘が、文化と知の厚みを作り出し、個人と社会を支える基盤としての教養となった。まさにそのような教養への道案内こそ、岩波新書が創刊以来、追求してきたことである。

岩波新書は、日中戦争下の一九三八年一一月に赤版として創刊された。創刊の辞は、道義の精神に則らない日本の行動を憂慮し、批判的精神と良心的行動の欠如を戒めつつ、現代人の現代的教養を刊行の目的とする、と謳っている。以後、青版、黄版、新赤版と装いを改めながら、合計二五〇〇点余りを世に問うてきた。そして、いままた新赤版が一〇〇〇点を迎えたのを機に、人間の理性と良心への信頼を再確認し、それに裏打ちされた文化を培っていく決意を込めて、新しい装丁のもとに再出発したいと思う。一冊一冊から吹き出す新風が一人でも多くの読者の許に届くこと、そして希望ある時代への想像力を豊かにかき立てることを切に願う。

（二〇〇六年四月）